MÉMOIRES

DE

CHIRURGIE.

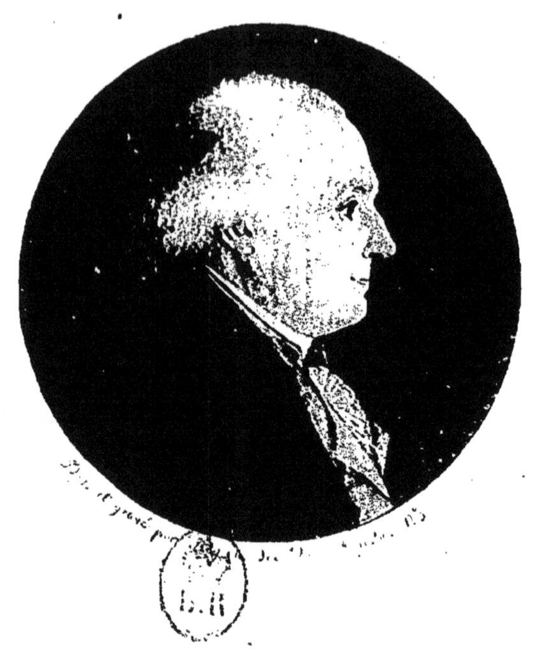

V E R S

Adressés à M. A R R A C H A R T, *Membre du Collége*
et de l'Académie royale de Chirurgie, etc....
O C U L I S T E; *sur l'Opération de la Cataracte*
qu'il a faite à M. *son Père , aussi Membre*
du Collége et Académie Royale de Chirurgie.

Tu viens de rendre la lumière
 A qui t'avoit donné le jour ;
Et l'Art établissant le plus juste retour
 Entre un Fils et son Père ,
Vous acquitte tous deux. Il te doit aujourd'hui
Le bienfait précieux que tu reçus de lui.

Par M. A L I X.

Ext. du journ. de Paris, du 12 Nov. 1777.

MÉMOIRES,

DISSERTATIONS

ET OBSERVATIONS

DE CHIRURGIE;

PAR J.-N. ARRACHART,

Membre et Ancien Prévôt du Collége de Chirurgie,
Conseiller du Comité de l'Académie de Chirurgie de
Paris, Ancien Chirurgien-Major des Armées, etc.

A PARIS,

1805.

Vouer ses travaux à l'utilité publique, n'être occupé que des progrès de son Art et les transmettre à la postérité, tel doit être l'objet de tout homme qui desire sincèrement servir sa Patrie.

Quelque nombreux et multipliés que soient les Ouvrages qui traitent de l'Art de Guérir, on ne peut se dissimuler que les connaissances sur lesquels ils sont etayés, sont encore éloignées, du point de perfection où il conviendrait qu'elles fussent parvenues, et ce n'est pas d'aujourd'hui qu'on a remarqué que cet Art salutaire exigeait d'autant plus de pénétration de la part de celui qui le cultive, qu'il est souvent dirigé par de simples vraisemblances, dont le plus haut dégré ne saurait être apperçu sans une extrême sagacité.

Tous les pas d'un Chirurgien instruit doivent être regardés comme autant de découvertes utiles. Ce qui peut mettre l'Art dans le chemin de la perfection est fondé sur l'expérience, et celle-ci n'a de valeur qu'autant qu'elle est étayée par des observations faites avec soin et sagacité, et des réflexions bien combinées, qui doivent naturellement en émaner. Sans elles la pratique du Chirurgien ne peut être regardée que comme une routine aveugle, en vertu de laquelle il se comporte constamment de même dans les maladies qui portent le même nom, sans s'embarrasser, ou sans s'appercevoir des nuances multipliées qui établissent des différences essentielles entre elles ; lesquelles exigent des variations dans l'ordre du traitement ou dans l'emploi des moyens et procédés chirurgicaux qu'il convient de mettre en usage. Malheureusement pour la gloire de l'Art et le salut des Malades, ces sortes de *Routiniers*, qui ne voient que des malades et jamais de maladies, parviennent à force de faire des fautes, à soupçonner même qu'ils n'en font pas.

Il est inutile de chercher à prouver ici combien la routine a toujours eu et aura toujours des suites pernicieuses, combien en favorisant le Charlatanisme, n'importe de quel masque il se couvre, elle est propre à iv

décourager les Jeunes Chirurgiens ,
qui, animés du desir d'être utiles à
leurs semblables , se livrent de bonne
foi avec zèle et activité à l'étude d'un
Art aussi important : enfin elle s'oppose au progrès de l'Art.

Mon but, en rendant publics ces
Mémoires, est de jeter quelques traits
de lumière qui puissent être utile à
ceux qui s'adonnent au Traitement des
Maladies des Yeux, et de les mettre
en garde contre l'apparence fastueuse
du savoir, qui en impose souvent, et
donne des sophismes pour des vérités.
Ces maladies méritent d'autant plus
notre attention qu'elles affectent un
organe très-précieux à raison de son
utilité pour la vie, et qui, par l'agré-
ment et les consolations qu'il procure,

la rend plus agréable et plus déli-
cieuse.

La Chirurgie-Oculaire, long-temps
abandonnée à des *Guérisseurs* particuliers, ne faisait aucun progrès. Ce
n'est que depuis le peu de temps
qu'elle est rentrée dans le sein de la
Chirurgie qu'on a commencé à donner des préceptes certains sur plusieurs maladies de l'œil. Les Œuvres
de GUILLEMEAU, BRISSEAU, MAÎTRE-
JEAN, SAINT-YVES, PETIT, et beaucoup d'autres tant Anciens que Modernes, méritent d'autant plus notre
vénération que leurs écrits ont été les
sources d'une infinité de découvertes
que l'on a faites depuis. C'est en com-
binant les réflexions et les préceptes
de ces grands hommes avec ce que

l'expérience a constaté ; c'est en les comparant avec ce que nombre de ces *Routiniers* ont dit, fait ou écrit, qu'on a pu découvrir des vérités nouvelles.

Il n'est en effet aucun de ces derniers qui n'ait cherché à captiver la confiance des malades et à éblouir, ceux qui ne sont nullement dans le cas de les apprécier, par nombre de petits ouvrages éphémères, d'observations faites sans discernement ni réflexions accompagnées souvent d'une espèce de merveilleux qui en fait tout le mérite. Tous écrits qui ne peuvent que séduire les Elèves et les faire tomber dans le charlatanisme contre lequel leur première intention était de se défendre. Souvent même leur jactance va jusqu'à vouloir dépriser et faire oublier les précieux Ouvrages de nos anciens Maîtres.

Plusieurs points relatifs à la Chirurgie et à la Médecine-Oculaire, traités assez légèrement, ayant fixés mon attention, j'ai cru devoir faire des recherches sérieuses dans les Auteurs, dont la bonne foi et la science ont été unanimement reconnus. C'est le fruit de ce travail que je mets aujourd'hui sous les yeux des personnes instruites, et de vrais Maîtres de l'Art auxquels seuls appartient de juger sainement en cette matière.

J'ai inséré dans ces Mémoires des Observations qui me sont particulières, dans lesquels j'ai osé m'élever contre différents points de thérapeutique, même contre les Instruments célébrés avec enthousiasme, ou soit disant, nouvellement inventés.

Je m'attends bien que ceux qui verront leur façon de penser attaquée, s'efforceront de soutenir les erreurs qu'ils ont voulu accréditer ; mais je préviens que je serai sourd à leurs clameurs, et que je n'en persisterai pas moins dans ce que j'ai avancé et prouvé.

———

MÉMOIRE

MÉMOIRE

SUR LE MAUVAIS EFFET

DE LA COMPRESSION

EXERCÉE SUR LE SAC LACRYMAL.

Lu à la Séance publique de l'Académie de Chirurgie, en 1787.

PERSONNE ne doute du séjour momentané que les larmes font dans le *sac lacrymal*, nommé par PETIT, *Réservoir des larmes*. On est convaincu que le moyen qui sert à les y retenir, est une espece de sphincter, que LECAT a appellé *bride ligamenteuse*.

La tumeur qui résulte de cette rétention, a été suffisamment discutée par le premier. Tous ceux qui sont venus après lui, se sont occupés de cette maladie. Je me dispenserai donc de les copier. Je dirai seulement que l'érétisme de ce sphincter doit être regardé comme la cause immédiate de cette rétention des larmes, et par une suite nécessaire, de la tumeur qu'elles produisent ; puisque c'est toujours cet érétisme qui s'oppose à ce que

A

les larmes passent dans le nez avec la même liberté que dans l'état sain et naturel.

L'érétisme, ou la constriction de cette bande ligamenteuse ou de ce sphincter, n'a lieu, pour l'ordinaire, que lorsque les parties qui l'avoisinent sont elles-mêmes malades, et que cet état maladif s'est propagé jusqu'à lui. Une fluxion, un gonflement total ou particulier des parties de la face, celui de la membrane pituitaire, précèdent toujours cette constriction. Le canal nazal ainsi obstrué, les larmes ne peuvent plus tomber dans le nez ; elles s'amassent dans le sac lacrymal, le gonflent, et lui font faire une saillie plus ou moins considérable dans le grand angle. Quelquefois cette tumeur disparaît, et se vuide d'elle-même dans certains momens de la journée et plus particulierement pendant la nuit, ainsi que l'ont observé PETIT et SAINT-YVES. Dans ce cas, le malade qui est peu incommodé du larmoyement, suite de la trop grande plénitude du sac, n'y fait presque point d'attention ; il n'a recours à l'art, que lorsque l'obstruction est complette ; et c'est alors qu'il se détermine à demander du secours.

Dans le nombre des moyens que l'art

fournit pour remédier à cette maladie, la compression sur le sac ou sur la tumeur, paraît avoir été le premier qui ait été mis en usage, et celui qui a eu une application plus constante, à en juger par tout ce que les auteurs ont dit sur cette matiere. En effet, tous ceux qui ont traité des maladies des yeux en général ou en particulier, ont recommandé de presser la tumeur avec le doigt, afin de la vuider, soit en déterminant le fluide contenu à franchir l'obstacle et s'écouler dans le nez, soit en le faisant refluer et sortir par les points lacrymaux.

Cette opération est rarement suivie du succès : car la tumeur reparaît bientôt après la pression. Il faut toujours recommencer. Pour éviter de revenir ainsi à la charge, on a cru ne pouvoir mieux faire que d'exercer une pression continuelle et permanente sur cette tumeur ainsi vuidée, afin d'empêcher qu'elle ne se remplisse de nouveau. De là les bandages de toute espece, dont l'application a très-rarement réussi, pour ne pas dire *jamais*. Fait, dont on ne sera pas surpris, si on examine avec attention ce qui se passe pendant la compression.

Lorsque l'on comprime la tumeur lacry-

4

male, l'agent extérieur qui fait la pression,
ne fait effort que sur une de ses parties. Je
dis *une partie*, car le sac lacrymal distendu
représente, à-peu-près, une figure ronde,
d'où s'en suit que la force comprimante ne
peut agir sur tous les points de sa surface.
La partie comprimée du sac ainsi distendu,
est soutenue par un fluide *incompressible*,
enveloppé lui-même, et renfermé dans l'intérieur des parois du sac. Or la tumeur
pressée seulement à l'extérieur, tend à s'é-
chapper et s'enfoncer vers l'intérieur de
l'orbite : mais l'os *planum*, l'os *unguis*, et
le commencement du canal nazal, lui offrent
une résistance qui contrebalance la force
appliquée extérieurement. La tumeur ainsi
pressée et serrée par ces deux agens, change
de figure ; le sac s'applatit et s'allonge plus
ou moins, suivant que l'obstacle qui s'oppose à l'issue du fluide contenu, est plus
ou moins considérable, et suivant le dégré
de force avec laquelle l'agent compressif
agit. La liqueur contenue sera donc poussée
et portée vers les endroits du sac, sur lesquels les puissances compressives ne peuvent
agir, et c'est vers la partie supérieure et
la partie latérale externe qu'elle se porte ;

et ces parties s'étendent en raison de l'applatissement que souffrent les autres parties, et que la liqueur contenue et pressée, cherche à s'échapper.

Si les parois du sac ne sont point encore altérés ou affaiblis par l'état de la maladie, ils peuvent résister quelque tems à l'effort qu'on aura employé. La tumeur disparaît du plus ou du moins; on croit avoir remédié au mal : peu-à-près la tumeur reparaît. On réitere la compression, sans faire attention que ce sont autant de contusions que l'on fait à la membrane qui forme le sac; membrane, qui dans le principe, n'était pas malade, mais qui ne tarde pas à le devenir, ainsi que les parties adjacentes, insensiblement devénues trop faibles pour résister à la force compressive employée. Elle cédera donc à l'effort qui la tourmente; elle se rompera. Le fluide contenu s'échappera, et s'épanchera dans les environs : de là quantité d'accidens auxquels succede très-souvent une fistule lacrymale complette, toujours très-difficile à guérir.

Qu'il me soit donc permis de m'élever contre une pratique aussi dangereuse? (la compression). Les réflexions que j'avais faites

6

depuis long-temps sur la maniere dont elle
agit, n'importe comment on l'exerce, et de
quels moyens on se serve, m'avaient donné
des doutes sur son efficacité. Pour justifier
ma façon de penser, à cet égard, je citerai
les expressions de LAFOREST : *Si la tumeur
lacrymale consiste dans la dilatation ou
le relâchement du sac, les injections avec
les liqueurs vulnéraires et astringentes
rétabliront son ressort, et lui rendront en
peu de tems son état naturel, sans avoir
recours à la compression qui est fort incommode, et* PEUT-ÊTRE TRÈS-PRÉJUDI-
CIABLE.....*surtout si les parois intérieurs
du sac sont ulcérés* (1).

On ne peut disconvenir ici que ce praticien n'ait eu la même idée que moi : mais
j'ajouterai que cette prétendue ulcération du
sac n'est jamais la maladie primitive. Elle
est, au contraire, toujours la suite, ou de
la trop grande distension de ses parois, occasionnée par la présence et l'amas continuel
des larmes, qui par leur séjour ont dégénéré
de leur qualité naturelle et déterminé l'éro-

---

(1) Mém. de l'Académie royale de Chirurgie,
Tom. II, pag. 187 et suiv.

sion, et par suite l'ulcération des parois de ce sac ; ou l'effet des compressions réitérées faites par le malade, ou par ceux qu'il aura consulté. LAFOREST n'était point tranquille sur l'effet d'une compression momentanée : aussi n'a-t-il pas fait difficulté d'avancer que *les effets de la compression faite avec le papier mâché étaient encore plus à craindre.* Il a fait plus : il a ajouté (d'après son expérience, sans doute,) que *quand bien même on supposerait une compression aussi méthodiquement faite, qu'elle l'était peu, il fallait convenir qu'elle était inutile, ou du moins insuffisante.*

Il aurait été à desirer qu'il eut persisté dans ses sentimens ; je n'aurais pas sujet de m'élever contre sa pratique journaliere, puisque aux réflexions ci-desssus, bien suffisantes, je crois, pour convaincre de la solidité de mon assertion, je n'aurais pas à ajouter l'observation suivante, comme une preuve de sa vérité.

La nommée MARIGNY, âgée de soixante ans, sujette depuis trois ou quatre ans, à des douleurs de tête, tantôt plus, tantôt moins violentes, qu'elle qualifiait de *migraine,* jouissait d'ailleurs d'une assez bonne santé.

Au mois de mai 1778, elle remarqua qu'elle avait une tumeur au grand angle de son œil droit, et peu de jours après, il lui survint une légere ophthalmie. Persuadée que ce n'était que l'effet d'une fluxion, elle se contenta de se couvrir la tête un peu plus qu'à son ordinaire, et de fomenter son œil avec une légere infusion de fleurs de sureau. L'ophthalmie se dissipa très - promptement et sans autres soins : mais la tumeur du grand angle resta la même. Les larmes s'écoulaient sur la joue quelquefois dans la journée, non pas assez abondamment pour l'incommoder; aussi n'y fit-elle que peu d'attention.

Dans les premiers jours du mois d'août suivant, cette femme fit une chûte dans son escalier. La tête ne porta nullement; elle se trouva assise et seulement penchée sur le dos : elle se releva sans avoir été effrayée; mais elle fut obligée d'avoir recours à un bras étranger pour l'aider à remonter chez elle.

Quelques jours après, s'étant apperçue d'une augmentation sensible dans la tumeur qu'elle portait au grand angle; elle en attribua la cause à sa chûte. Elle en était même tellement persuadée, que ce ne fut qu'après bien des informations, que je parvins à savoir ce qui s'était passé avant cette époque. Vers la fin de ce mois, elle cédat aux instances qui lui étaient faites, et fut consulter un Maître de l'Art (LAFOREST).

Celui-ci ne l'eut pas plutôt apperçu, qu'il lui dit que *sa maladie était peu de chose, et que sans la faire asseoir, il allait la guérir.* Aussitôt il appliqua son pouce sur la tumeur, et l'appuya très-fortement. Les douleurs que la malade ressentit la firent tomber en syncope. Revenue de son évanouissement, ce Chirurgien lui donna une petite bouteille, lui recommandant de mettre quelques gouttes de la liqueur qu'elle contenait, dans son œil de temps en temps, et l'assura que, dès ce moment, elle pouvait se regarder comme guérie. En effet, la tumeur avait disparue, mais les douleurs que ressentait cette femme étaient considérables.

Malgré l'usage de la liqueur *spécifique*, la tumeur ne tarda pas à reparaître. Huit jours après, elle retourna chez ce Chirurgien. Pareil examen, pareil langage et pareille opération que la premiere fois ; ce qui fut répété sept à huit fois de suite, à huit jours d'intervalle, chaque fois. La derniere fois, la douleur que ressentit la malade fut encore plus vive que les fois précédentes. Il sortit par le nez une quantité de sang capable de faire croire que la liqueur qui pouvait être enfermée dans la tumeur, était totalement évacuée : aussi ce Chirurgien assura-t-il la malade de sa guérison absolue, et la *garantit* de toute récidive, pourvu qu'elle *se soumette encore à faire usage d'une nouvelle petite bouteille*......

La douleur causée par la violence de la pression, subsistait encore quand la malade rentra chez elle. Elle ne fut pas plus heureuse cette fois que les autres : la tumeur reparut dès le lendemain ; l'inflammation de l'œil, qui survint, dura plusieurs jours. Cet accident passé, ne voyant d'autre maladie que la tumeur, dont la peau n'avait point changé de couleur, elle résolut de laisser aller les choses, se promettant bien de ne plus aller chez LAFOREST, craignant les effets des nouvelles tentatives qu'il n'aurait pas manqué de faire.

La tumeur augmenta assez rapidement au point de mettre la commissure des paupières au niveau du nez. L'œil gêné par la tumeur, se dirigea vers l'angle externe, et en peu de temps perdit toute faculté de se mouvoir, sans cependant que la vision fut altérée. Les maux de tête que cette femme désignait autrefois sous le nom de *migraine*, changèrent et se bornèrent au front, très-près de la tumeur; quelquefois elles s'étendaient en forme de bandeau. La malade avait souvent des faiblesses suivies d'assoupissement, qui ne se terminaient que par des douleurs très-vives.

Vaincue par les sollicitations de plusieurs personnes, elle se décida à aller chez un *Empyrique*, qui ayant reconnu la dureté de la tumeur, et réfléchi sur tout ce qui avait précédé, considérant que le globe de l'œil commençait à sortir de l'orbite, ne prescrivit aucun topique : mais seulement des fomentations émollientes. Il insista sur la nécessité de prendre *ses bols*, assurant que par leur usage, *la tumeur se fonderait, et que c'était le seul moyen d'obtenir guérison.*

Les bols furent pris, la tumeur, loin de diminuer, devint au contraire plus considérable. Elle s'étendit en peu de temps jusques sur la partie inférieure du front, elle était circonscrite en cette partie, et représentée.

sentait la moitié d'un œuf de poule durci qui aurait été placé sous la peau. Elle était bornée par la racine du nez, montait le long de la partie moyenne du coronal, en suivant la trace de la continuation de la suture sagittale ; elle recouvrait toute la partie du coronal qui répond et forme la parois externe du sinus frontal, et elle se terminait à la partie moyenne externe du sourcil ; elle n'était point douloureuse.

Il faut observer que peu de jours après la dernière pression exercée par LAFOREST, il parut dans la narine du même côté, une espece de tumeur fongeuse, qui remplit bientôt cette cavité, et gênat la respiration. Ce fut pour y remédier que l'*Empyrique* consulté, prescrivit *l'usage de la poudre de Cabaret, afin que les éternuemens violens qu'elle exciterait, pussent détacher et chasser ladite tumeur.* L'événement ne répondit point à son attente : un jour que la malade porta le doigt dans son nez, il survint une hémorragie assez abondante, pour faire diminuer sensiblement la tumeur du grand angle. Le soulagement ne fut que de peu de durée. Peu après, la tumeur du front et celle de l'intérieur du nez, devinrent aussi considérables qu'avant; il survint de plus une inflammation de la conjonctive si considérable, qu'elle forma *chemosis*, qui ne se dissipa point.

Tel était l'état de cette femme, lorsqu'elle vint me consulter, à la fin du mois de novembre de la même année. Après m'avoir fait le récit ci-dessus, elle me fit connaître qu'elle était contente, jusqu'à un certain point, des ordonnances de son *Empyrique*, et qu'elle était disposée à suivre encore pendant quelque temps ses avis.

Par l'examen que je fis, je reconnus une fluctuation sensible dans la tumeur du front, et beaucoup de dureté dans la partie qui répondait à la commissure des paupières. Je remarquai dans le nez une substance polipeuse, de la couleur d'un blanc sale et de peu de consistance. Je ne crus pas devoir dire ma façon de penser dans ce moment. Je me contentai de lui faire connaître, par mon silence, toute la gravité de sa maladie, l'engageant seulement à venir me revoir, si elle venait à changer d'avis sur le compte de son *Empyrique*.

Emue de mon silence, cette femme commença à douter des promesses de son *Char-*

latan, et profita de ce qu'il lui dit un jour, *qu'il fallait tout attendre de la nature,* pour n'y plus retourner. Elle vint me voir le vingt janvier suivant. Je la trouvai à-peu-près dans le même état où je l'avais vue, deux mois avant, avec cette différence seulement que la tumeur du front était devenue plus grosse et plus douloureuse.

Le vingt-trois, au soir, elle me fit prier de me transporter chez elle, attendu qu'*elle souffrait depuis le matin des douleurs cruelles, et qu'il s'était formé sur la partie la plus dure de la tumeur, une tache noire de la largeur de l'ongle.* Je prescrivis les remedes généraux, me proposant d'ouvrir cette tumeur le lendemain; après avoir conféré de ce fait avec M^r. Louis, et pris son avis sur l'opération que je me proposais de faire.

Rassuré et enhardi par son avis, je me rendis chez la malade. Quelle fut ma surprise en trouvant, au lieu d'une tumeur circonscrite, un gonflement général dans toute l'étendue du front. Je plongeai cependant le bistouri, à la partie moyenne inférieure du front, près de l'origine du sourcil, il sortit du pus et du sang en grande quantité. Je reconnus, à la faveur do mon doigt porté dans la plaie, les aspérités du bord du coronal, et ma sonde portée directement de devant en arriere, s'enfonça, sans rencontrer aucun obstacle, jusqu'au fond de l'orbite, en cotoyant la parois latérale interne. La malade pansée, les douleurs cesserent; elle passa assez bien la journée.

Je la trouvai le lendemain, fort agitée, avec fievre et délire, la tête point douloureuse. Je prescrivis les bains de pieds, les lavemens, une ample boisson, et appliquai de larges vésicatoires aux jambes. Le lendemain, je crus devoir attribuer la continuation des accidens, au tiraillement du péricrâne, qui n'avait peut-être pas été incisé convenablement ; j'agrandis l'ouverture déjà faite, et divisai le péricrâne dans une assez grande étendue. Mrs. DEMOURS, pere, Médecin-Oculiste, et SEGRET, Chirurgien, furent présens à cette opération. Les accidens se calmerent : la malade revint peu-à-peu dans un état satisfaisant. Sa gaité, sa raison, ses forces, tout en un mot, semblait annoncer un heureux succès. Je profitai de cette amélioration, pour vuider les premieres voies

Le trois de février, la fievre revint sans avoir été précédée de frissons ; un léger délire se manifesta aussi. Ces accidens augmenterent insensiblement, au point que le sept, elle ne reconnaissait plus ceux qui l'entouraient. La langue, quoique seche et rude, était accompagnée de moiteur à la peau ; la suppuration de la plaie n'avait changé en aucune maniere. A quoi attribuer ces accidens ? Elle mourut le lendemain.

Curieux de connaître toute l'étendue d'une maladie aussi singuliere, j'obtins, non sans peine, de visiter les parties malades. J'allongeai l'incision que j'avais faite, en la prolongeant tout le long et au-dessus du sourcil. Je fis une autre incision, qui, à partir de la racine des cheveux, descendait le long du coronal, et venait se rendre perpendiculairement à la plaie. Je détachai le lambeau, en le renversant sur la tempe ; je ne remarquai sur le coronal, qu'un point de son périoste qui était enflammé.

Avant de pénétrer plus avant, je cherchai à reconnaître les points lacrymaux. Le supérieur était tout-à-fait effacé, le canal lacrymal oblitéré et confondu dans la tumeur dure et squirreuse de la commissure

des

des paupieres, laquelle offrait le volume d'une petite noix au moins. Le point lacrymal inférieur était libre, et conduisait à un sac informe, dont les parois avaient acquis une consistance presque cartilagineuse, et dans lequel on trouvait quantité d'anfractuosités. En cherchant avec le stilet une issue ultérieure, je pénétrai dans le nez, sans aucune difficulté. J'ouvris aussitôt la narine par sa partie supérieure et le long du dos du nez, sans trouver la résistance à laquelle je m'attendais, de la part de l'os propre du nez. Je prolongeai cette ouverture, jusqu'à celle que j'avais faite à l'origine du sourcil ; j'écartai les parois de cette narine, et je reconnus que mon stilet se perdait dans cette substance spongieuse et polypeuse dont j'ai parlé.

Je détachai ensuite le muscle orbiculaire des os de la face, et le renversai du côté de la tempe. Je pénétrai dans l'orbite, et détachai avec précaution le globe de l'œil et ses dépendances. En examinant les parois de l'orbite, je vis, non sans étonnement, que l'endroit sur lequel j'avais fait la première incision, répondait au sinus frontal; que la parois antérieure de ce sinus, formée

B

par la table externe du coronal, était absó-
lument détruite ; et que ce que j'avais pris
pour le bord sourcillier carié, n'était que le
bord supérieur de cette destruction. Il restait
cependant encore quelques vestiges du bord
sourcillier, vers l'angle orbilaire externe :
mais vers la partie moyenne de ce bord,
on ne trouvait qu'un prolongement ou lan-
guette cartilagineuse fort petite. L'os *unguis*,
l'os *planum* étaient absolument détruits ; il
n'en restaient aucuns vestiges. Il en était de
même de la branche montante de l'os maxillaire, ainsi que de sa bâse, jusques vers
la partie moyenne de la lame de cèt os,
qui forme une partie du plancher de l'orbite. Le canal nazal n'existait plus ; les cor-
nets, tant le supérieur que l'inférieur de ce
côté, étaient pareillement détruits et con-
fondus dans cette masse polypeuse, dont il
a été question.

J'examinai ensuite la voute orbilaire et
le désordre du coronal. Je trouvai la moitié
de cette voute détruite, et seulement recou-
verte par une membrane molasse et en
suppuration, au bord antérieur de laquelle
était un trou assez grand, pour laisser passer
librement un stilet, avec lequel je pénétrai

sans efforts, très-profondement, et me permis de reconnaître un grand vuide étendu.
Promenant ensuite légerement mon doigt
sur cette membrane, elle cédat aisément. Je
me trouvai dans l'intérieur du crâne. La
plus grande partie de la masse inférieure
du lobe antérieur du cerveau, était fondue
et suppurée. Je ne fus plus surpris de la
quantité de pus qui était sorti, lors de ma
premiere incision, présumant qu'elle avait
eu sa source dans cet endroit. Le bord osseux
du trou qui venait de se faire sous mon
doigt, était molasse et comme cartilagineux.
Examinant ensuite l'intérieur du crâne, je
reconnus que le coronal était à nud, et nullement tapissé ou recouvert par la dure-
mere, dans toute l'étendue du vuide qui
existait.

J'examinai ensuite l'œil que j'avois déta-
ché. Je ne pus reconnaître que les extrémités postérieures des muscles, grand oblique
et adducteur ; le reste de leurs corps étant
dénaturé et confondu dans la tumeur, qui,
par sa consistance, ressemblait à un ris de
veau. Le globe de l'œil était sain. La masse
du polype était informe, et ne se plongeait
point dans les arrieres-narines, mais se pré-

sentait seulement à l'orifice de la narine droite. Tout le côté gauche de la tête était dans l'état naturel.

Les réflexions que présentent cette observation, se déduisent aisément des faits. C'est donc avec raison que l'on doit regarder la premiere fluxion que cette femme éprouva, comme la cause primitive de l'indisposition du sphincter du canal nazal, et celle-ci comme la cause de la rétention des larmes. Il est évident que ce sont les compressions violentes exercées sur la tumeur, qui ont occasionné les accidens qui ont suivi. Les douleurs vives, l'effusion du sang par le nez, prouvent que l'os *unguis* a été fracturé, que la fracture s'est propagée jusqu'à l'os *planum* d'une part, et à l'os maxillaire de l'autre; que cette fracture n'a pu se faire, sans que la membrane pituitaire d'un côté, le périoste de l'orbite de l'autre, n'ayent été contuses, même déchirées, et sans qu'il n'y ait eu aussi crévasse dés parois du sac lacry-mal. On n'aura pas de peine à se convaincre que ce sont des compressions, tant de fois réitérées, qui se sont opposé aux efforts que la nature aurait pu faire pour remédier au désordre occasionné par la premiere. La fongosité de la membrane pituitaire en a été le premier résultat, ce qui est prouvé par la substance polypeuse qui a commencé à se manifester peu après les premieres compressions faites par LAFOREST. Les larmes mêlées avec les fluides extravasés, d'après le déchirement des membranes qui les renfermaient, se sont altérées et dépravées ; par leur séjour ont favorisé les altérations des parois osseuses de l'orbite, et par une suite nécessaire résultant de la contiguité des parties, l'altération des parties internes du cerveau.

Un exemple aussi frappant est bien fait pour autoriser ma répugnance pour l'emploi de la compression et la proscrire entièrement.

D'après l'exposé de ce fait, il me reste un doute à éclaircir ; c'est de savoir si les symptômes qui se sont manifestés, et dont j'ai donné le détail, étaient suffisans pour faire soupçonner l'altération du cerveau ; et si, dans ce cas, on aurait dû ou pu appliquer le trépan sur le sinus frontal, près du bord sourcillier ? C'est ce que je laisse à décider aux praticiens plus instruits que moi.

DISSERTATION
SUR LE
STAPHYLÔME.

Lu à la Séance publique de l'Académie royale de Chirurgie, en 1784.

Σταφυλωμα, mot grec composé de σταφις ou σταφυλη, *UVEA*, *grain de raisin*, et de λωμα ou λυμη, *MORBUS*, *maladie*, ne peut signifier qu'une *maladie* de la membrane *choroide* appelée *uvée* par les anciens. Si on observe quelques variétés dans les définitions que les auteurs ont donné à ce mot, on voit aussi qu'ils se sont tous accordés à désigner par ce mot, *une tumeur à la surface du globe de l'œil, formée par la membrane UVÉE, sortie à travers la cornée.* Aussi Etienne Blancard définit-il le Staphylôme, *une affection de l'œil, dans laquelle la cornée étant rompue, déchirée, ou divisée, la membrane uvée qui est au-dessous, sort sous la forme d'un grain de raisin....* Staphyloma est oculi vitium, quando cornea rupta.........et tunica.

B. 4.

UVEA ET SUBJECTA, ACINI INSTAR EXCIDIT.
α σταφις UVA.

C'est de cette variété avec laquelle les anciens se sont exprimé, que les modernes se sont autorisé à donner plus d'extension à la signification du mot *Staphylôme*, en perdant de vue son étymologie, et qu'ils l'ont mal à propos donné à plusieurs autres maladies de l'œil, telles qu'au *relâchement* des fibres de la sclérotique ou de la cornée ; à la protubérance de ces membranes, ou à quelques autres tumeurs qui surviennent à la surface du globe.

Tous ceux qui ont écrit sur le Staphylôme, se sont copiés sur l'énumération des causes qu'il ont dit lui donner naissance : mais ils n'ont toujours présenté, pour causes immédiates de cette maladie, que des causes éloignées et prédisposantes, qui ne sont que celles de la division ou de la rupture des fibres de la cornée ou de la sclérotique, telles que les plaies faites par des instrumens tranchans, piquans, déchirans ou corrodans, qui détruisent la continuité des fibres de la 'membrane externe du globe. Si ces agens pénetrent dans l'intérieur du globe, ils divisent ou déchirent les fibres de la choroide ou de l'iris, et les membranes subjacentes. Dans ces cas, les humeurs contenues s'évacuent en plus ou moins grande quantité; l'œil s'affaisse, et il ne paraît point de Staphylôme. Combien de jeunes gens reçoivent, dans les salles d'armes surtout, des coups de fleuret ou d'épée qui pénetrent dans la cavité du globe, en déchirent les membranes. L'humeur aqueuse, quelquefois l'humeur vitrée s'échappent en partie, l'œil s'affaisse, et l'on ne trouve à sa surface aucune tumeur.

Premiere observation. J'ai eu occasion de voir cinq personnes dans ce cas. L'œil qui fut blessé est plus petit que l'autre. La cornée est opaque dans toute son étendue, chez deux de ces sujets (1), qui sont les deux freres. Chez les trois autres sujets, la cornée n'est opaque qu'en partie. Un seul d'entre eux distingue un peu les objets; chez les quatre autres, la vision est totalement perdue.

Deuxieme observation. Dans le grand

---

(1) L'un a perdu l'œil droit, l'autre a perdu l'œil gauche, à-peu-près dans le même temps, et dans la même salle d'armes.

nombre d'yeux d'animaux que j'ai disséqué, j'en ai trouvé un de cheval, qui avait été blessé par un morceau de bois. Il avait divisé et déchiré la cornée dans son centre, et avait pénétré dans la chambre postérieure. La plaie fut grande, toutes les humeurs s'évacuèrent. L'iris s'appliqua à la surface interne de la cornée, et y contracta adhérence. La choroide resta attachée à la sclérotique : mais la rétine qui avait été entraînée par l'effusion de l'humeur vitrée fut arrêtée par les levres de la division de la cornée, et par les différens plis qu'elle fit sur elle-même, ou par la quantité des vuides qu'elle forma. Elle servit comme de *bouchon*, et favorisa la cicatrice. L'œil se remplit en partie, et en assez peu de tems, d'une humeur tout-à-fait semblable à l'humeur aqueuse, qui s'épancha entre la choroide et la rétine. Cet accident ne fut nullement suivi de Staphylôme.

L'art nous fournit encore des exemples de divisions assez considérables faites à l'enveloppe externe du globe, sans qu'elles soient suivies de Staphylômes. Dans l'opération de la cataracte, l'humeur aqueuse s'écoule à la faveur de l'incision faite à la cornée ; le cristallin sort aussi, l'œil diminue de volume, et il n'y a point hernie de l'iris. Dans les piquures ou sections faites aux membranes de l'œil qui pénetrent dans l'intérieur du globe, il arrive qu'il en sort quelquefois un peu d'humeur vitrée seule, sans que la choroide la suive, et paraisse au dehors. Les observations sur les opérations de la cataracte, faites par abbaissement, ne font point mention qu'elles ayent été suivies de Staphylômes Si l'instrument n'a fait qu'entamer la sclérotique ou la cornée, sans avoir outrepassé leur épaisseur, et parconséquent sans avoir pénétré dans l'intérieur du globe, on ne peut alors regarder cet instrument comme cause immédiate du Staphylôme, qui ne manquera pas de survenir dans ce cas, mais bien comme cause prédisposante.

On peut dire la même chose des dépôts qui se font dans l'intérieur du globe, de l'érosion des fibres de l'enveloppe externe de l'œil ; soit par le séjour ou l'action du pus dans le premier cas, soit par l'action de quelques caustiques dans le second. Ces deux circonstances sont bien causes de la solution de continuité des fibres de la sclérotique ou de la cornée ; mais elles n'agissent en rien, pour déterminer la sortie des membranes subjacentes, et ne sont pas plus causes immédiates du Staphylôme, que les premieres.

C'est donc ailleurs que l'on doit chercher la cause immédiate de cet accident, qui n'a lieu qu'après que les fibres de la membrane externe de l'œil ont été divisées. Si ces fibres ne sont que relâchées et distendues, ce sera toujours l'effet d'une maladie particuliere à ces organes, et non un Staphylôme, encore que l'iris ou la choroide suivent ou tapissent l'intérieur de ces protubérances.

Pour donc trouver la vraie cause ou la cause immédiate du Staphylôme, il ne faut qu'examiner et réfléchir sur ce qui se passe à l'instant où l'œil est frappé.

La percussion tend à pousser l'œil vers le fond de l'orbite, ou vers l'une des parois qui est en opposition directe à l'agent qui frappe. Le globe pressé en deux sens opposés, ne peut être réduit à un moindre volume, puisque son intérieur est rempli par des substances plus ou moins fluides, qui jouissent de la propriété particuliere à tous les fluides, qui est l'*incompressibilité*. Ces fluides ainsi pressés, font effort pour s'échap-

per par l'endroit divisé avec autant de violence que le corps frappant en aura employé.
Il s'échappera à l'instant une portion de ces
fluides ou humeurs autour de l'instrument,
si la division a intéressé la choroide : mais
si cette membrane n'a pas été endommagée,
elle sera poussée par ces mêmes fluides qu'elle
renferme, et s'engagera la premiere dans les
levres de la division de la sclérotique en
proportion de la violence du coup, de l'étendue de la division et de la contraction des
muscles : car il est à remarquer qu'aucun
corps ne touche le globe de l'œil, tel légerement que ce puisse être, que les muscles
n'entrent aussitôt tous ensemble en contraction, comme pour le tirer à eux, l'entraîner
au fond de l'orbite, le soustraire enfin à
l'impression du corps qui le moleste. Cette
action musculaire a lieu sans la volonté du
sujet. On peut s'en convaincre sur les animaux qui ont une troisieme paupiere, et chez
lesquels cette action est très-sensible : action
qui tend encore à rapprocher les parties antérieures du globe vers les parties postérieures, et à l'appuyer plus ou moins fortement sur les parties qui le soutiennent, et
qui, quoique mollettes, ne laissent pas que

d'offrir assez de résistance pour déterminer l'effusion des humeurs. Joignez à cela l'élasticité des fibres de la sclérotique, qui n'étant plus contrebalancée par leur continuité, favorise leur réaction, rend nécessairement la plaie béante, et facilite encore l'issue des humeurs, si la choroïde est divisée ; ou la sortie d'une plus grande portion de cette membrane, si elle est restée intacte ; et dans ce dernier cas, il y aura un Staphylôme plus considérable. C'est aussi à cette élasticité des fibres de la sclérotique, que l'on doit attribuer l'augmentation de quelques Staphylômes.

Troisieme observation. Les expériences que j'ai faite sur des yeux de cadavres encore chauds, et sur des yeux que j'avais fait renfler dans l'eau, m'ont toujours démontré cette élasticité des fibres de la sclérotique, en ce que la portion de la choroïde répondant à l'ouverture que j'avais faite à la sclérotique, dans le dessein de faire naître un Staphylôme, s'engageait dans cette plaie et formait une tumeur dont le volume augmentait sensiblement, et en proportion de la rétraction des fibres de cette membrane externe : rétraction à laquelle on ne peut opposer aucune force antagouiste quelconque.

Pourfour-Petit a reconnu le premier, et a démontré cette élasticité des fibres de la sclérotique (1). C'est à cette cause fortifiée de l'action des muscles, qu'il attribue la sortie de l'humeur vitrée dans deux opérations de cataracte qu'il eut occasion de faire, et qui a fait jaillir cette humeur à un pouce de distance chez un homme de cinquante-cinq ans, et à deux pouces chez une femme de soixante-six ans. Les observations suivantes venant à l'appui de celles qui précedent, concourront avec elles à lever les doutes qui pourraient encore exister sur l'élasticité des fibres de la sclérotique.

Quatrieme observation. Une fille domestique, gênée dans son travail par une ficelle tendue d'un mur à l'autre, dans la chambre où elle était, se mit en devoir de la couper, en portant le tranchant de son couteau audelà de la ficelle, en le tirant à elle. La ficelle ayant cédé tout-à-coup, cette fille ne fut pas assez maîtresse de son mouvement; la pointe du couteau vint frapper la cornée de l'œil droit, presque vis-à-vis le petit cercle de l'iris, du côté externe, fit une plaie

____

(1) Voyez son Mémoire inséré dans ceux de l'Académie des Sciences, année 1728, page 206.

qui s'étendit jusqu'à l'union de la cornée avec la sclérotique. L'humeur aqueuse s'évacuat, et dans le premier moment, il ne parut point de Staphylôme. Je pansai cette plaie une demi-heure au plus après. Le lendemain je fus fort surpris de trouver une petite portion de l'iris engagée, et faisant saillie hors de la plaie.

Cinquieme observation. Un jeune homme s'étant arrêté dans la rue pour boire un verre de tisanne, son camarade lui poussa violemment le coude. Le gobelet, qui était de verre, fut cassé entre les dents, et le reste porté, avec la main qui le tenait, vers les parties supérieures du visage. Une des pointes de ce verre fit une plaie en étoile à la cornée de l'œil droit, et pénétra dans la chambre antérieure. Je vis ce blessé presqu'à l'instant : l'iris n'était point engagée dans la plaie. Je le pansai, observant, comme dans le cas ci-dessus, de ne point comprimer l'œil assez pour en gêner les mouvemens, mais assez pour le soutenir et favoriser la réunion des levres de la plaie, comme dans l'opération de la cataracte. Le surlendemain, je trouvai un Staphylôme fort petit, semblable à celui dont il est parlé dans l'observation précédente.

Sixieme

Sixieme observation. Un ouvrier fut blessé par la pointe d'un cloud qu'il venait de couper, et qui se parti avec force sur l'œil gauche. La cornée fut divisée à sa partie supérieure, près de son union avec la sclérotique. La division fut dirigée de haut en bas, jusques vis-à-vis le centre de la pupille. Appellé peu d'instans après cet accident, je ne trouvai point de Staphylôme; mais deux jours après, je remarquai qu'une petite portion de l'iris faisait hernie entre les levres de la plaie.

Quelle a donc été la cause de la tumeur dans ces trois cas? Ce ne peut être que l'effet de l'élasticité des fibres de l'enveloppe externe de l'œil, combinée avec l'action des muscles. Car j'avais eu attention de ne pas comprimer ces yeux, persuadé que j'étais, que, si outre l'action du corps diviseur, la contraction des muscles et l'élasticité des fibres de la membrane externe, on exerce encore sur le globe une pression quelconque, on ne peut que favoriser la naissance ou l'augmentation du Staphylôme. C'est l'indiscrétion de ce dernier procédé qui détermine toujours cet accident à la suite de l'opération de la cataracte par extraction.

C

En effet, cette opération ne doit jamais être suivie de Staphylôme, si elle est bien faite, c'est-à-dire, tranquillement et assez légerement, pour n'exercer sur le globe de l'œil aucune violence. L'action des muscles qui en ce moment sont en contraction, jointe à l'élasticité de la membrane externe, suffit pour faire évacuer l'humeur aqueuse, même avant que l'incision soit terminée. L'humeur vitrée comprimée par l'action de ces deux causes, tend aussi à s'échapper. Elle se porte du côté de la division, pousse devant elle le crystallin et l'iris, qui s'applique contre la face interne de la cornée, ne s'engage cependant pas dans les levres de la division. Elle ne le fait que lorsque par une pression trop forte et mal dirigée, on s'obstine à vouloir faire sortir le crystallin. Ce n'est ordinairement que lorsque l'incision de la cornée n'a pas été assez grande pour laisser passer ce corps, que cet accident arrive.

Lorsque la cause qui a divisé la sclérotique ou la cornée a exercé sur elles son action en corrodant leurs fibres, l'étendue de la division est plus ou moins grande. C'est une porte ouverte par laquelle les humeurs contenues peuvent et doivent naturellement s'échapper, ne fut-ce même que par leur propre poids ou leur gravitation en tout sens. Leur sortie est encore accélérée par l'action des muscles qui, en faisant mouvoir le globe, exercent sur sa partie postérieure, une pression plus ou moins forte, et à laquelle il faut ajouter celle exercée par l'élasticité des fibres de cette membrane, qui les sollicite à se retirer sur elles-mêmes.

C'est à tort que l'on s'est persuadé que la choroide se dilatait et acquérait plus d'étendue, pour se prêter ou suivre l'impulsion des humeurs. Cette membrane ne contient pas plus d'humeurs, soit que sa totalité soit renfermée dans l'intérieur du globe, soit qu'il y en ait une partie au dehors : car le volume de la tumeur n'est jamais qu'en raison de la diminution de la capacité du globe, Je suppose que l'œil entier contienne 100 grains de substance fluide, il ne s'en trouvera pas davantage, quoiqu'il survienne à sa surface un Staphylôme. En effet, si la tumeur située sur le globe, se trouve contenir 6 grains d'humeur, ce qui sera resté dans l'intérieur du globe, ne pesera plus que 94 grains ; et la choroide entiere, tant ce qui sera dans l'intérieur du globe, que ce qui en

aura été poussé au dehors par la quantité
d'humeur sortie, n'en contiendra pas plus
que les 100 grains supposés; savoir : 94
au dedans du globe, et 6 au dehors. Fait
dont je me suis assuré par plusieurs expériences.

Le Staphylôme survenu après la solution
de continuité des fibres de l'enveloppe externe du globe de l'œil, n'est pas susceptible
d'acquérir par succession de temps plus de
volume. Il n'en est pas de même de celui
qui survient à la suite d'une érosion faite
à cette même membrane externe. La raison
est que la cause destructive des fibres de
la cornée ou de la sclérotique, dans ce
dernier cas, agit toujours avec plus ou moins
d'activité sur les fibres qui limitent l'ouverture, les affaiblit et les détruit successivement, ce qui aggrandit le trou par lequel les
humeurs peuvent s'échapper, et s'échappent
en effet insensiblement. Dans ces cas , les
Staphylômes sont assez volumineux, et peuvent être rangés dans les classes du μηλον
ou du Σταφυλη. Dans le premier cas, au
contraire, ces mêmes fibres qui bornent la
division de la cornée ou de la sclérotique
jouissent de toute leur intégrité, et conser-

vent toute leur force. Ils étranglent la tumeur et ne tardent pas à contracter des adhérences avec les fibres de la choroïde, qui servent comme de pédicule à la tumeur. Ces Staphylômes ne sont pas considérables pour l'ordinaire, et peuvent se rapporter à l'une de ces deux classes, l'ηλον ou le μιοκεφαλον.

L'inflammation, la douleur, sont les accidens de la rupture, de la destruction ou de la division des fibres de la sclérotique ou de la cornée, comme aussi ceux de la percussion et de la commotion qu'aura souffert le globe entier, plutôt que ceux d'un Staphylôme récent. La preuve est que, lorsque dans les premiers momens on a employé les remedes particuliers et convenables, ces accidens cessent et se dissipent, quoique le Staphylôme demeure. La pratique nous fait voir nombre de personnes qui portent très-longtemps de ces sortes de tumeurs, sans en ressentir aucune incommodité notable.

Il est cependant vrai de dire que ces sortes de Staphylômes *insensibles*, pour ainsi dire, ne sont pour la plupart que ceux qui apparaissent à la superficie de la sclérotique dans le voisinage de son union avec la cornée, et qui sont de l'espece du *Cloud* ou du

38

Miocephalon, dans lesquels il y a très-peu de procès-ciliaires compris.

Ceux, au contraire, qui sont de l'espece du *mélon* ou de l'*uvalis*, étant plus gros, plus près de l'insertion des aponévroses des muscles, et dans lesquels il y a une portion plus considérable de procès-ciliaires, et même de la rétine de comprises, sont certainement plus sensibles, gênent davantage les mouvemens du globe et des paupieres, peuvent parconséquent procurer de la douleur, entretenir une ophthalmie habituelle plus ou moins grave, et nuire à la vision.

Il en est de même des Staphylômes formés par l'iris; mais la cause de la douleur est différente. En effet, si l'iris qui est une espece de rideau, susceptible de s'étendre ou de se reserrer, vient à être fixé et serré entre les levres de la division de la cornée, ses mouvemens étant arrêtés, les rayons de lumiere passeront alors en trop grande quantité, ébranleront trop vivement l'organe, et seront causes de la douleur; douleur que l'on peut encore attribuer au tiraillement que souffrent les fibres de l'iris, à l'endroit de leur attache au ligament ciliaire. *De l'une ou de l'autre* de ces deux causes, ensemble ou séparément, il résulte une irritation plus ou moins vive, l'engorgement de quelques vaisseaux sanguins dont la durée n'est qu'en proportion de l'impression faite sur l'organe. Cet accident n'a lieu que dans les premiers temps d'un Staphylôme récent. Il disparaît insensiblement, et à mesure que le sujet s'habitue à la nouvelle maniere dont il voit les objets. On rencontre très-souvent des personnes chez qui la pupille est immobile à raison de l'adhérence que l'iris a contracté avec la cornée, et qui n'en sont nullement incommodées.

Dans les Staphylômes, au contraire, qui surviennent à la suite de l'érosion de la sclérotique ou de la cornée, l'accident, dont il vient d'être fait mention, n'est pas aussi sensible, parce que les levres de la division n'étranglent pas aussi fortement la partie sortie; et comme dans ce cas, il n'y a pas autant de tiraillement, il n'y a pas autant de douleur.

Les Staphylômes formés par l'iris, nécessitent l'irrégularité de la pupille et son déplacement : mais ils ne détruisent pas la vision. Elle est, à la vérité, plus ou moins pénible et douloureuse, et n'est jamais abolie en totalité.

Les Staphylômes formés par la choroïde, ne détruisent pas non plus la vision en totalité, et si la perception des objets est abolie, ce n'est que celle de ceux dont les rayons sont dirigés vers les points de la rétine, qui se trouvent engagés dans la tumeur. Jamais ces derniers Staphylômes n'occasionnent la difformité de la pupille, puisque l'extrémité antérieure de la choroïde qui se termine près du grand cercle de l'iris ne lui est pas continue, mais est fixée, ainsi que ce dernier, au ligament ciliaire.

Si donc, dans le cas de Staphylôme, la vision est détruite, cet accident est l'effet ou de la percussion ou de la commotion violente qu'aura souffert l'œil, en supposant que la division de l'enveloppe externe aura été déterminée par une cause externe, ou sera l'effet de l'inflammation qui aura précédé le dépôt, dont la matière se sera procuré une issue, aux dépens de la continuité des fibres de cette même enveloppe externe.

Le Staphylôme seul n'est pas dangereux par lui-même, et n'occasionne pas d'accidens fâcheux. Le frottement des paupières sur la tumeur, qui devrait être incommode aux malades dans les premiers temps, ne leur produit que peu de gêne. Quelquefois cependant ils se plaignent, les premiers jours surtout, de ressentir quelque chose de semblable à un grain de sable, qui serait entre le globe et les paupieres.

C'est envain que l'on croit et que l'on assure qu'*un Staphylôme se réduira tout naturellement et de lui-même*. Si l'art ne vient point au secours, le malade est assuré de le porter toute sa vie.

Les indications curatives de cette maladie se réduisent à deux chefs : 1°. faire disparaître la tumeur; 2°. empêcher qu'elle ne revienne. Quatre moyens ont été recommandés pour faire disparaître la tumeur; savoir : 1°. la faire rentrer subitement par l'opération du *taxis*; 2°. la faire disparaître par la compression ; 3°. en faire la ligature; 4°. pratiquer l'excision.

I°. On peut espérer de faire rentrer quelques Staphylômes, à l'instant, pour ainsi dire, qu'ils viennent de se manifester, dans le cas seulement où ils sont survenus après une solution de continuité faite subitement par cause externe. En effet si c'est l'iris qui est engagée dans les levres de la division de la cornée, il est possible de la faire rentrer sans employer l'opération du *taxis*. Il suffit alors d'exposer l'œil tout-à-coup au grand jour. L'effort que ce rideau fait pour s'étendre et diminuer le diametre de la pupille, afin de modérer l'impression trop vive qui se ferait sur l'organe immédiat de la vue, tend à retirer en dedans du globe la portion engagée. Cette rentrée de la portion sortie de l'iris, se fait d'autant plus aisément que la division de la cornée est ample, et qu'il y a plus d'humeur aqueuse d'évacuée. On en a la preuve dans l'opération de la cataracte, lorsque par une pression trop forte ou mal dirigée, on a forcé le cristallin de sortir par une incision trop petite ; car dans des cas de cette espece, l'iris suit et s'engage dans la plaie de la cornée. Ce procédé sera cependant insuffisant, si la division de la cornée est trop petite, s'il y a peu d'humeur aqueuse évacuée. Les levres de la plaie retiennent et serrent trop fortement la portion de l'iris engagée : c'est dans ce cas que l'on a conseillé de refouler la partie sortie avec un stilet mousse.

Ce *taxis* n'est pas sans inconvénient. Tel mousse que soit ce stilet, on courra toujours risque de contondre, de déchirer, ou d'irriter violemment la partie sortie, d'où naîtront des accidens plus ou moins graves; tels que l'inflammation, des douleurs dans tout le globe, particulierement à sa partie postérieure, l'hémicranie, la fievre, les nausées , la suppuration de la partie lésée, l'écoulement total des humeurs, enfin la perte totale de l'œil. C'est donc là le cas d'aggrandir la division de la cornée. Il en résulte deux avantages : 1°. la cessation de l'étranglement, 2°. l'écoulement de ce qui peut être resté de l'humeur aqueuse ; ce qui relâche la membrane externe, et permet de repousser sans effort, et avec moins de danger la partie sortie de l'uvée.

Si la tumeur date de quelques jours, si elle est sortie par une petite ouverture, la réduction sera très-difficile, je dirai même impossible : 1°. parce que l'inflammation de la sclérotique et l'élasticité naturelle de ses fibres auront augmenté la force de l'étranglement; 2°. parce que les vaisseaux sans nombre qui rampent sur l'uvée ou sur l'iris, seront engorgés, et auront déterminé l'inflammation, conjointement avec le frottement de la paupiere. Or lorsque deux de nos parties, qui sont en contact, et entre lesquelles

il ne doit y avoir naturellement aucune adhérence, viennent à s'enflammer, elles en con-
tractent bientôt, et c'est ce qui arrive dans
le cas supposé. La partie de l'uvée engagée
dans la plaie, devient donc adhérente avec
la cornée, adhérence qui s'oppose à la rentrée de la tumeur. Il serait même imprudent
de faire des tentatives pour la repousser avec
le stilet.

II°. La compression proposée, est le plus
mauvais moyen qu'on ait pu imaginer. Il
ne faut que considérer sa maniere d'agir et
ses effets pour la proscrire à jamais du traitement du Staphylôme. Pour faire valoir ce
moyen, on s'est autorisé de son bon effet
dans l'anévrisme vrai : mais on n'a pas fait
attention, qu'en comprimant la tumeur ané-
vrismale, on forçait le sang d'enfiler le canal
artériel inférieur, dont l'orifice est dans la
tumeur, en même temps qu'on empêchait
l'abord d'une trop grande quantité de sang
par le canal supérieur ; au lieu que dans la
tumeur qui est à la surface de l'œil, il n'y a
pas de canal par lequel l'humeur pressée
puisse s'écouler. C'est une masse de fluide
permanente et incompressible qui la remplit
exactement.

On s'est encore autorisé *de la compression* que l'on a cru *que les paupieres exerçaient sur le globe*. Les paupieres ne compriment point le globe. Elles se prêtent à tous ses mouvemens elles le recouvrent sans contrainte. Elles ne gênent même pas les tumeurs assez volumineuses qui surviennent à sa surface. Elles s'appliquent exactement et uniformement sur la partie antérieure du globe qui les souleve, et leur fait décrire une convexité d'autant plus grande que l'œil est lui-même plus gros ou placé plus au bord de l'orbite, en raison de la plus grande quantité de graisse qui le maintient en cette position.

Si l'œil vient à diminuer de volume, ou que les graisses qui le soutenaient se soient dissipées, alors tiré vers le fond de l'orbite par les muscles, il est moins saillant, les paupieres le suivent ; le dégré de convexité qu'elles offraient d'abord, diminue ; elles deviennent plus droites, parce que les fibres du muscle orbiculaire fixées aux deux angles de l'orbite, tendent à se retirer sur elles-mêmes, en raison de leur élasticité ; mais il ne faut pas croire que cette élasticité soit assez forte pour devenir compressive. L'expérience ne laisse aucun doute à ce sujet.

Si l'œil est maintenu exactement recouvert par les paupieres dans les parties qu'elles touchent, il est également en contact avec toutes les autres parties entre lesquelles il est placé, et entre lesquelles il se meut. Il n'est pas *plus libre, vers l'angle interne qu'ailleurs.* C'est à tort qu'on s'est permis d'avancer qu'*il se trouvait un espace vuide en cette partie*, et qu'on en a tiré des inductions défavorables pour la cure du Staphylôme ; savoir : que *si la tumeur répondait à cet endroit, n'étant point comprimée par les paupieres, elle ne manquerait pas de s'accroître.* En observant les choses avec attention, on voit que ce prétendu *vuide* est rempli par la caroncule lacrymale et par le replis semi-lunaire de la conjonctive. L'éminence ou le mamelon qui soutient le point lacrymal dans l'une et l'autre paupiere, s'incline du côté de l'œil, et concourre aussi à remplir ce *vuide*. Une autre preuve que les paupieres n'exercent aucune pression sur le globe, c'est que si cela était ; elles applatiraient la tumeur, ce qui n'arrive jamais, et que cette derniere conserve toujours sa forme.

Lorsque pour faire *rentrer* un Staphylôme,

on se sert de la compression, il arrive nécessairement un effet tout opposé à celui que
l'on desire ; le même qui a eu lieu, lorsque
l'œil a été frappé. Le Staphylôme augmentera au lieu de diminuer, et avec d'autant
plus de facilité qu'il est impossible de maintenir un point de compression, sur un point
déterminé d'un corps sphérique. La mobilité
de l'œil, quoique un peu gêné, fera toujours
échouer ce moyen. L'augmentation du volume de la tumeur sera donc, dans ce cas,
le moindre accident que la compression
occasionnera.

On voit tous les jours qu'une compression
même modérée, exercée sur les yeux sains
d'un sujet bien portant, détermine des accidens plus ou moins graves, tels que des douleurs à l'œil, qui s'étendent souvent jusqu'au
fond de l'orbite, des douleurs de tête générales ou particulieres, des étourdissemens,
des défaillances, des nausées et des difficultés de voir la lumiere, pendant un espace
de temps assez long, après que la compression est cessée. Accidens qui surviennent
particulierement chez les adolescens, lors de
l'exercice de certains jeux, où il est nécessaire de couvrir les yeux d'un bandeau. Dans

le cas où on fait à dessein une compression méthodique, elle agit avec d'autant plus de force sur l'œil, que l'on a placé un nombre suffisant de compresses graduées, pour que s'élevant au-dessus du dos du nez, le bandeau qui les assujétit porte sur elles tout son effort; tandis que chez les jeunes personnes qui s'amusent, le bandeau est supporté par le dos du nez, qui le soutient et l'éleve au-dessus des yeux, et qu'aucune compresse n'est placée entre eux.

Septieme observation. J'ai connu une dame à qui l'on ne pouvait pas couvrir et gêner tant soit peu l'un des deux yeux, pendant quelques minutes seulement (particulierement l'œil gauche), ne fut-ce même qu'avec la paulme de la main, sans qu'aussitôt ses forces ne lui manquassent, au point de tomber à terre, si elle eut été debout, et sans qu'elle n'eut en même temps des nausées.

L'exemple le plus frappant que je puisse présenter, du mauvais effet de la compression sur le Staphylôme, est le fait rapporté dans la Dissertation de HOELDER, présidée par MAUCHARD, en 1748 (1).

---

(1) Collect. Thes. Chirurg. HALLERI, tom. I, pag. 501, § 28, pag. 523. *Huitieme*

Huitieme observation. L'auteur donne l'histoire d'un Staphylôme survenu après la destruction des fibres de la sclérotique, occasionnée par une contusion violente qu'avit faite à l'œil gauche une balle de pauline. Il rapporte que quelques jours après cet accident, et après avoir tenté différens moyens, il scarifia les bords de la division de la sclérotique qui étaient devenus calleux, et qu'il appliqua ensuite le *moyen* compressif conseillé par Woolhouse, désigné sous le nom d'*emboitement*. Il ajoute que le malade ne tarda pas à ressentir des douleurs dans l'œil, qu'il fut privé du sommeil, et qu'il s'établit une suppuration abondante. L'augmentation de ces accidens l'obligea, deux jours après, de cesser la compression. Les douleurs cessèrent; le sommeil revint, et depuis cette époque le malade fut de mieux en mieux. Par le journal qu'il donne de cette maladie, on ne peut douter que les accidens qu'occasionnerent son procédé mirent la vie du malade en danger, et que les moyens employés pour les combattre, le fatiguerent beaucoup et l'épuiserent en quelque sorte mal à propos.

Si donc l'auteur convient, d'après ce fait, que la

compression faite par le bandage simple, ou composé de lames de corne, de métal quelconque ou de plâtre, ne doit pas être employé pour faire rentrer le Staphylôme, il est d'autant plus repréhensible de s'en être servi, qu'il ajoute que Woolhouse avoit dit que *sa méthode, ou l'application de ces especes de corps irritait facilement l'œil, détérminait toujours une ophthalmie plus, ou moins considérable, excitait des douleurs et faisait perdre la transparence de la cornée en déterminant sur sa surface des petites taches blanches, etc. etc.* (1).

Barth dans sa Dissertation soutenue à Leipsick, en 1748, présidée par Guntz, s'explique clairement sur cet objet. Il dit que *la compression est ennemie de l'œil; qu'elle peut faire dégénérer la tumeur en carcinôme. Il ajoute qu'il ne peut se persuader que la compression soit un moyen sûr, excepté dans les Staphylômes légers survenus à la suite des playes faites à la cornée par cause externe, et chez les enfans* (2). On voit par

---

(1) Collect. Thes. Halleri. Tom. I., p. 530, §. 24.

(2) Collect. Thes. Halleri, Tom. I, p. 477. §. 8. et p. 493.

cette exception que Guntz n'a pas osé trancher la difficulté et proscrire absolument la
compression conseillée par tous les auteurs
qu'il avait consulté. Le silence de Guillemeau en parlant de cette maladie (1), ainsi
que celui de Maître-Jan (2), aurait dû
l'encourager à le faire. Janin, plus hardi, l'a
condamné d'après le fait suivant (3).

Neuvieme observation. Une femme portait
deux Staphylômes à l'œil droit, qui furent
ouverts sans succès, puisque peu de temps
après ils se remplirent. L'Oculiste, à qui elle
eut recours, conseilla une pression continuelle
sur le globe. Ce moyen fut suivi de douleurs
lancinantes à l'œil et à la tête, d'insomnie,
de fievre et de cécité totale.

Pallas rejette la compression pour la cure
du Staphylôme, comme devenant cause de
l'inflammation consécutive et la perte de l'œil
(4). Deshayes-Gendron regardait la compression comme très-préjudiciable aux yeux.
Il n'a pas même fait difficulté d'avouer dans
ses leçons, qu'il s'était repenti plusieurs fois

(1) Edit. 1585. chap. 13. p. 72.
(2) Edit. *In-4°.* chap. 18. p. 398.
(3) Mém. et observ. etc. p. 399. observ. 5.
(4) Chirurgie imprimée à Berlin en 1765. p. 163.

82

de l'avoir employé, et il rapporte dans son
Traité des maladies des yeux quelques exemples de personnes sur lesquelles on s'était servi
de ce moyen, qui avaient perdu leurs yeux;
ce qui ne serait certainement pas arrivé,
ajoute-t-il, si on eut mis en usage d'autres
moyens (1). Il préfere et recommande l'opération de CELSE.

Dixieme observation. J'ai vu plusieurs
enfans sur lesquels on avait exercé la compression, pour réduire des Staphylômes survenus après la destruction des fibres de la
cornée par l'humeur de la petite vérole. Tous
avaient éprouvé des douleurs de tête continuelles, et par fois insupportables, des dé-
goûts, des nausées, des convulsions, etc.
Accidens qu'on avait combattu par des sai-
guées répétées, des laxatifs et des vésicatoires
ou cauteres en différentes parties. Moyens
qui avaient singulierement altéré leur santé,
d'autant plus mal à propos que plusieurs n'en
avaient pas moins perdu la faculté de voir,
et d'autres, le globe de l'œil en entier, que la
suppuration avait détruit.

____

(1) Traité des Maladies des Yeux, Tome II,
pag. 114.

Onzième observation. Le seul exemple d'une espece de succès de la compression que je pourrais citer en sa faveur, est une femme, âgée de 55 ans, à qui on avait comprimé dans sa jeunesse un très-petit Staphylôme placé au bord de la sclérotique, près de son union avec la cornée, partie supérieure. La tumeur ne fut qu'applatie. Ses parois contracterent des adhérences entre elles ; ce qui a empêché qu'elle ne se remplit. Il est resté une tache saillante et brune, de la largeur et de l'épaisseur d'une très-petite lentille. Cette femme m'a assuré que pendant tout le temps que son œil avait été comprimé, elle avait ressenti des douleurs, supportables à la vérité, à l'œil et à la tête.

Qu'on interroge ceux qui vantent ce moyen et qu'on leur demande combien de fois il leur a réussi ? S'ils sont de bonne foi, et ont le courage de Deshayes-Gendron, ils conviendront qu'ils n'en ont éprouvé que de mauvais effets, et les malades, des accidens plus ou moins graves. S'ils se vantent de succès complets, qu'on examine leurs observations ou les malades qu'ils disent avoir si heureusement guéri, on reconnaîtra que ce n'a été que dans le cas où il n'y avait point eu de *solution de continuité*, mais bien un relâchement de quelques-unes des fibres de l'enveloppe externe de l'œil ; autre maladie de cette partie de l'œil, et non de la choroïde, et non un Staphylôme.

III°. La ligature proposée se fait de deux manieres, savoir avec un seul fil ou avec un fil double quand la tumeur a un certain volume. Celse a conseillé et mis en pratique cette derniere. Presque tous ceux qui sont venus depuis n'ont pas manqué d'en parler et même de l'adopter. Il est étonnant qu'il n'y en ait qu'un petit nombre qui se soit apperçu que cette opération était nécessairement suivie d'une fistule incurable ; et plus encore que ce petit nombre n'ait regardé la perte insensible des humeurs de l'œil par cette fistule, que comme peu de conséquence ; puisque la suite de leur pratique leur aurait dû faire connaître qu'elle entraînait insensiblement la perte de l'organe.

Cette opération ne peut être préférée en aucuns cas à la ligature circulaire faite avec un seul fil ; encore que le pédicule du Staphylôme ait un certain volume. Bertrandi dit, dans son Traité d'Opérations (1), que la ligature du Staphylôme occasionnait peu de douleur. Il a observé qu'il en résultait une suppuration plus longue que lorsqu'il était emporté avec l'instrument tranchant, et qu'une partie de la cornée, qui est si intéressante à conserver, se détruisait aussi. Cet auteur, convaincu par sa propre expérience, préfère l'excision, et dit avoir fait plusieurs fois cette opération avec succès, sans que la vision en ait été altérée.

IV°. L'excision totale, proposée en dernier lieu, n'a été conseillée que pour débarasser les malades des *gros* Staphylômes. Le volume de la tumeur, le délabrement qu'ont souffert les membranes de l'œil, ne laissent plus d'espérance de pouvoir conserver l'organe et rétablir la vision.

Telle a été jusqu'à nos jours la doctrine établie pour procéder à la cure des Staphylômes. Doctrine dont le charlatanisme a bien su profiter, au détriment de la santé et de la bourse des malades.

Qu'il me soit permis d'exposer ma façon de penser, tant sur les moyens proposés, que sur ceux que je crois convenir le mieux,

----

(1) Edit. 1769. pag. 519.

d'après ce que quelques faits de pratique m'ont enseigné. Pour le faire avec ordre, je suivrai celui des especes de Staphylômes, relativement à leur volume.

I°. Comme il est démontré que le Staphylôme qui a acquis assez de volume pour mériter le nom de μῆλον, est la suite d'un désordre considérable causé a l'œil, soit par un corps étranger venu de dehors, soit par un agent interne, qui ont déjà altéré ou même détruit la vision, pas de doute que l'excision ou extirpation de l'œil ne soit indispensable : car ce n'est pas la guérison du Staphylôme qu'on doit avoir en vue dans ce cas, mais bien l'intention de remédier au désordre qu'a souffert l'organe, et de parer aux accidens qui ne manqueraient pas de survenir. Cette opération ayant donc pour but d'emporter la maladie du globe entier, plutôt qu'une maladie simplement particuliere à la choroïde, elle rentre dans la classe de celles que l'on pratique dans plusieurs autres circonstances, c'est pourquoi il est inutile d'insister ici sur ce qui la concerne.

II°. Il n'en est pas de même du Staphylôme moyen, nommé *uvalis* ou *raisiniere*.

Celui-ci peut être emporté avec l'espérance de conserver le reste de l'œil et en partie la vision, et c'est dans ce cas que la ligature circulaire convient. Pour faire cette opération avec succès, et éviter les accidens qui ne manqueraient pas de survenir, à raison du tiraillement de la choroide et de la rétine, tels que l'inflammation de ces parties et de toutes celles qui avoisinent le globe, la fievre, la douleur, les convulsions et même la perte de l'œil; il faut, lorsqu'on a placé le fil, en faire tenir lés deux bouts par un aide intelligent, et avant de serrer le nœud, ouvrir convenablement la tumeur, en faisant une ponction avec la pointe d'une lancette ou d'une lance, à sa partie la plus saillante, afin de laisser échapper doucement et sans violence la portion du fluide qu'elle contient, même un peu plus, pour procurer un peu d'affaissement aux membranes de l'œil. Pendant que l'humeur contenue s'évacue ainsi, le Chirurgien, reprenant les bouts du fil, fera couler le nœud avec douceur et par gradation, jusqu'à ce qu'il ne puisse plus rien sortir des humeurs renfermées dans l'intérieur du globe. Il touchera ensuite la partie étranglée de la choroide, avec quelques légers scarrotiques , pour en accélérer la chûte ; fomentera l'œil avec quelques décoctions émollientes et résolutives. Une saignée ou deux, faites au pied conviendront pour prévenir l'inflammation et calmer les douleurs. On prescrira des boissons raffraîchissantes , tempérantes et délayantes.

Douzieme observation. C'est en me conformant à ce précepte que j'ai réussi à guérir en 1779 , un chien qui portait depuis quelques jours un Staphylôme assez gros sur l'œil gauche, la cornée ayant été divisée par un fragment d'ardoise que des enfans lui avaient jetté.

III°. On peut remédier à l'ἡλος de deux manieres, suivant le lieu qu'il occupe. Si il est placé sur la sclérotique, on peut se contenter de faire une incision sur la tumeur afin de laisser écouler l'humeur contenue, et toucher ensuite l'extérieur de la tumeur affaissée avec la pointe d'un pinceau chargé de quelques poudres astringentes. On excite par ce moyen une astriction qui fait froncer et retirer sur eux-mêmes les parois de la tumeur. Il survient une inflammation légere qui acheve de leur faire contracter des adhérences entre eux , et former, en quelque sorte , *un bouchon* , qui contracte aussi des adhérences avec les levres de la division de la sclérotique. Dans les pansemens suivans, on favorise l'exfoliation du superflu des parois de la tumeur, en les touchant avec de légers cathérétiques. On fortifie ensuite la cicatrice avec de légers astringens , dont on continue l'usage assez longtemps pour se préserver de la récidive. Dans les premiers jours, il est prudent de maintenir l'œil fermé par un bandage légerement contentif.

Si c'est l'iris qui forme l'ηλον, et que son déplacement ait occasionné la difformité de la pupille, le procédé doit être différent. Il faut essayer de faire rentrer la portion sortie de cette membrane. C'est là le cas d'aggrandir la division de la cornée qui lui a livré passage , de laisser couler de nouveau l'humeur aqueuse, et d'exposer ensuite et subitement l'œil au grand jour, pour que l'impression que l'organe en recevra, détermine la constriction de la pupille et fasse rentrer l'iris engagé; pourvu toutes fois que ce Staphylôme ne soit pas ancien , et que les parois de la tumeur

n'ayent pas encore eu le temps de contracter des adhérences avec les levres de la
division de la cornée. Dans la suite du traitement, on se comportera de maniere à
favoriser la cicatrice de la division de la
cornée, comme dans l'opération de la cataracte.

Si au contraire, le Staphylôme dattait
de quelques jours, et que l'iris eût déjà
contracté des adhérences avec les bords de
la division de la cornée on pourrait ouvrir
la tumeur, scarifier un peu les bords et
tenir l'œil dans *une sorte de vacuité*, telle
que l'a proposé GUÉRIN de Lyon (1). Ce
procédé qui a peut-être paru ridicule au
premier aspect, cessera de l'être, si on
fait attention que ce praticien s'est autorisé de l'analogie de quelques faits que la
pratique lui a suggéré. En effet, elle nous
apprend que pour parvenir à cicatriser certaines plaies ou certains ulceres, et favoriser
l'approximation des levres de leur division,
il faut déterminer l'affaissement des parties,
soit par la situation, soit par l'évacuation
de ce qui peut être superflu, etc. Elle nous

---

(1) Dans son Traité des Maladies de l'œil, p. 228.

fait voir encore que dans certaines opérations, l'incision faite à la peau, qui, dans
le premier instant, paraissait fort grande,
paraît bien plus petite après l'évacuation
de ce qui la distendait. L'opération césarienne nous en fournit un exemple. Or,
calculant du plus grand au plus petit, les
résultats doivent être en proportion les
mêmes. Quoique ce Chirurgien n'ait pas
donné les raisons sur lesquelles il a réglé sa
conduite, il est aisé de voir, dans le fait
qu'il rapporte, qu'en vuidant l'œil de l'humeur aqueuse, à mesure pour ainsi dire qu'elle
se régénérait, il n'a cherché qu'à relâcher les
membranes de l'œil trop distendues, à
profiter de ce relâchement pour faire rentrer plus aisément la partie sortie, favoriser le rapprochement ou le contact des
extrémités des fibres divisés, et diminuer
l'étendue de la division qu'il avait été obligé
de faire.

IV°. La portion de la choroïde ou de
l'iris, qui forme ces petits Staphylômes
désignés sous le nom de μιοκεφαλον, est trop
peu de chose pour exiger quelque opération.
Il suffit de donner plus d'énergie à la force
élastique de la membrane externe, pour

qu'elle étrangle plus fortement la partie engagée, lui faire contracter des adhérences plus solides, à la faveur d'une légere phlogose qu'on procure par l'usage des astringens, ou de quelques faibles cathérétiques, et quelquefois même par l'application de quelques caustiques. Lorsqu'on se propose d'employer ces derniers, il suffit d'en toucher la tumeur de maniere à l'irriter seulement plutôt qu'à la détruire. Ce moyen doit être administré avec beaucoup de circonspection, pour ne procurer aucune douleur au malade, ni attirer aucun accident.

Les auteurs ont proposé de toucher le Staphylôme avec la pierre infernale, quelques-uns avec le beurre d'antimoine. On s'est beaucoup élevé contre l'emploi de ce dernier, parce qu'on croyait qu'il était impossible d'en borner l'action. Je conviens que ces moyens ne sont pas danger, et qu'ils exigent une main prudente pour en régler l'application. Mais, somme on doit supposer que l'*Oculiste* est un *Chirurgien prudent, instruit et connaissant parfaitement les médicamens qu'il employe*, la crainte doit cesser. Je crois donc pouvoir avancer qu'il

est indifférent de se servir de tel ou tel autre
cathérétique, pour parvenir à détruire la
tumeur , pourvu qu'on sache en modérer et
régler l'action : alors ces moyens n'agissent
pas en corrodant subitement, et il ne se
forme pas subitement une escharre bien
sensible. Les larmes qui surviennent en abondance, au moment de leur application, con-
courrent à affaiblir l'activité des médicamens, qu'on peut encore adoucir en lavant
l'œil quelques instans après avec le lait
chaud, ou autres liqueurs semblables.

Treizieme observation. Je me suis servi
plusieurs fois du beurre d'antimoine com-
biné avec le *laudanum* liquide. J'ai eu la
satisfaction de voir qu'il n'étendait pas son
effet au-delà de mes intentions. D'autres
fois j'ai touché ces sortes de tumeurs avec
la pierre infernale en substance, ou seulement avec l'extrémité d'un pinceau trempé
dans de l'eau où j'avais fait fondre un peu
de cette pierre. Dans d'autres occasions,
je me suis contenté de porter sur la tumeur
la pointe d'un pinceau chargée de poudre
de sabine, ou d'alun calciné, ou de vi riol
blanc. Dans l'intervalle des applications, je
bassinais l'œil avec des astringens dont je

continuai l'usage pendant quelques temps après la disparution du Staphylôme, et j'ai eu la satisfaction de réussir de maniere à ne pas craindre de récidive. Les malades n'ont éprouvé aucun accident. C'est ainsi que j'ai guéri ceux dont j'ai parlé plus haut.

Si à raison des circonstances et de la nanature des accidens qui ont précédé le Staphylôme, ou par la cacochymie des sujets, ou si par une pratique mal dirigée, ainsi que par l'indiscrétion dans le choix et l'application des médicamens qu'on aura mis en usage, le Staphylôme a dégénéré en une maladie plus fâcheuse, tel qu'un ulcere qui intéresse en même temps toutes les membranes de l'œil, ou en des excroissances fongeuses, ou en carcinômes, etc. ce n'est plus un Staphylôme qu'il faut traiter, c'est une maladie du globe entier qui exige un traitement particulier dout le détail et l'examen ne peuvent avoir lieu dans cette Dissertation.

REMARQUES

Sur différens Instrumens destinés à fixer les paupieres et le globe de l'œil, dans l'opération de la Cataracte.

Lues à la Séance publique de l'Acad. de Chirurg. de Paris, le 7 avril 1785.

La mobilité du globe de l'œil et l'action des paupieres rendent difficiles plusieurs opérations nécessaires à la guérison des maladies de ces organes. Si pour vaincre ces obstacles, les praticiens seuls eussent donné carriere à leur imagination, l'Arsenal de Chirurgie serait surchargé d'un moindre nombre d'instrumens inutiles. Quelques-uns même de ceux qu'on a proposé pour remplir ces vues ne sont pas à l'abri du reproche d'être nuisibles. L'objet de ce Mémoire est de donner en peu de mots l'histoire de ces inventions plus ou moins heureuses, et de marquer l'usage utile qu'on peut en faire.

C'est dans le Traité des Instrumens de

Chirurgie, par GUILLEMEAU (1), qu'on trouve la description très-sommaire et la premiere figure d'un instrument qu'il nomme *Dilatoire des paupieres*, PALPEBRARUM DETENTOR, et *Miroir de l'œil*, SPECULUM OCULI. Cette derniere dénomination devenue française, est le mot propre sous lequel cet instrument est connu dans notre langue. Son usage est exprimé par GUILLEMEAU en ces termes : *pour tenir ferme l'œil lorsqu'il est besoin d'en ôter quelque chose d'étrange, ou en voulant lier le staphylôme, ou couper l'*ONGULA. En lisant attentivement le Traité des Maladies du même auteur, on voit qu'il n'a recommandé cet instrument que pour le seul cas d'assujétir l'œil, en incisant l'*Hippopion*. L'hommage qu'il rend à son illustre Maître à cette occasion, mérite d'être rapportée............ *Ce que j'ai vu pratiquer*, dit-il, *avec bon succes, à M*. PARÉ *, premier Chirurgien du Roi, et faire l'opération aussi dextrement qu'il se pouvait, encore qu'il fut âgé de soixante-douze ans.*

---

(1) Chirurgie française, *in-fol.*1594, pag. 24 et suiv. et Œuvres d'Ambroise PARÉ, *in-fol.* 1641, p. 244.

L'instrument décrit par Guillemeau, (fig. 1re.) est composé d'une tige de trois à quatre pouces de longueur. Elle porte à sa partie supérieure, à angle droit, un anneau ovale, d'un pouce à quatorze lignes de long, dont la continuité est interrompue à l'extrémité opposée à la tige ou manche de l'instrument. Guillemeau dit que cet ovale pouvait se dilater et s'élargir selon la grosseur de l'œil. Il fallait donc que la matrice en fut flexible, pour s'adapter au volume de cet organe en différens sujets.

Scultet (1), dans son *Armamentarium Chirurgicum*, donne la figure de cet instrument, et en désigne la matiere en l'appelant *ANNULLUS ÆNEUS*, *anneau de cuivre*, et de suite, en parenthese, il ajoute, *alii laudant plumbeum* (fig. 2e.). On ne donnait sans doute la préférence au plomb, que par rapport à la faculté d'écarter les deux branches de l'ovale à la distance qu'on jugeait convenable. Cet auteur (2) représente

---

(1) Arsenal de Chirurgie, planche VIII, fig. V.

(2) Arsenal de Chirurgie, pl. XXXV, fig. VI de l'édition latine *in 8º.* et pl. XXXIV, fig. V de l'édition française *in-4º.* de 1712.

l'opération du *Ptérigion*, et décrit l'application méthodique de l'instrument. Aucun procédé opératoire n'a été exposé avec plus de soins, par des préceptes relatifs à la fixation du globe de l'œil, et à celle des paupieres. « Il faut, suivant SCULTET, que
» cinq mains soyent employées utilement
» à cette opération. *Operam requirit chi-*
» *rurgicam, quæ quinque manibus peracta*
» *optimè succedit, si eo, qui indicabitur,*
» *modò instituatur.* Deux bandelettes en-
» duites à l'une de leurs extrémités d'une
» composition aglutinative appliquées sur
» chaque paupiere, serviront à les main-
» tenir écartées par la main de deux
» aides, qui tireront ces deux bandelettes
» à contre-sens. La main d'un troisieme
» aide assujétit le globe de l'œil avec l'an-
» neau monté directement sur son manche,
» et tenu transversalement. L'opérateur se
» sert de ses deux mains pour soulever le
» *ptérigion*, avec une petite érigne et passer
» dessous un fil, au moyen d'une aiguille
» courbe, etc. etc. » On voit que SCULTET
a plus judicieusement distingué qu'aucun autre auteur, la fixation du globe de l'œil et celle des paupieres, en indiquant les

moyens qui agissent séparément sur ces parties.

La Chirurgie n'avait connu d'autre instrument jusqu'à nos jours, que les croissans de GUILLEMEAU et SCULTET, montés immobilement sur leur tige. DE WOOLHOUSE, anglais, demeurant à Paris, avec le titre d'Oculiste du Roi Jacques second, (1) imagina le *Speculum*, dont le croissant destiné à maintenir la paupiere inférieure sur la tige creusée en coulisse, dans laquelle on fait mouvoir une autre tige, qui porte immobilement le croissant supérieur destiné à l'opération de la cataracte (fig. 3e.). Il fallait un instrument pour chaque œil ; mais afin de ne pas multiplier les choses sans nécessité, on a depuis imaginé d'adapter à la même tige, portant en haut et en bas, à contre-sens, un croissant, deux gouttieres, dans chacune desquelles on fait jouer une tige portant l'autre croissant (fig. 4e.). Ce *Speculum* à branches mobiles est décrit dans le Traité des Instrumens de Chirurgie de GARENGEOT, et dans les Ins-

---

(1) Journal de Trévoux, Septembre 1724.

titutions de Chirurgie d'HEISTER (1), qui l'ayant recommandé, n'en faisait cependant aucun usage dans l'opération de la cataracte; aimant mieux, et avec raison, écarter et maintenir les paupieres avec le doigt index et le pouce de la main qui ne tenait pas l'aiguille destinée à abbaisser le cristallin.

Quelques praticiens ont senti que la peau lisse des paupieres était difficilement maintenue, et glissait sous le poli de ces instrumens : pour remédier à cet inconvénient, on a entouré ces croissans d'un cordonnet de soie en spirale, ou d'une petite bandelette de linge, comme on le voit dans la figure qu'HEISTER a donné du *Speculum* de GUILLEMEAU (fig. 5°.), et je tiens de feu LOUIS, qu'il a vu en province des Oculistes *opérateurs ambulans*, qui garnissaient de velours les croissans de leurs *Speculum* (1).

---

(1) *Institutiones Chirurgiæ, in-4°*. 1750, tab. XXIII, fig. XV et XVI, pag. 570.

(2) Cette maniere de garnir ainsi leurs *Speculum*, ne leur avait été suggérée que par TAILOR, qui recommande d'avoir ce soin, et qui en a donné la

On trouve dans les Œuvres posthumes de J.-L. PETIT, un *Speculum* de son invention, composé de deux branches unies à leur base, et qui, au moyen d'une virole mobile, peuvent être écartées ou rapprochées à volonté (fig. 6°.). Il a le mérite d'être plus léger, plus simple et plus commode que celui de WOOLHOUSE, dont BRAMBILLA (1) condamne l'usage, d'après une juste application.

LECAT, convaincu par sa propre expérience de l'insuffisance et des inconvéniens de ces divers instrumens, a cherché à leur en substituer un moins compliqué, et capable de remplir plus efficacement l'intention d'empêcher l'œil de se porter dans une direction opposée à la pointe de l'aiguille qui doit percer le globe (fig. 7°.), auquel il a donné le nom d'*Ophthalmostat*, (2),

---

figure dans une *Dissertation* écrite en langue italienne, qu'il a donné *sur l'Art de rétablir la vue*.

(1) Premier Chirurgien de feu l'Empereur JOSEPH II, dans son Arsenal de Chirurgie.

(2) Se trouve aussi dans l'Arsenal de Chirurgie, ou l'Art du Coutellier, par PERRET, coutellier, deuxieme partie.

E 4

est formé d'un demi-cercle qui se place sous les deux paupieres en même temps et appuye contre le replis de la conjonctive du côté de l'angle externe. Un aide, placé derriere le malade, tient le manche sur la joue opposée, et retient le globe comme immobile. Il faut un instrument pour chaque œil, et leurs tiges sont coudées à l'endroit du nez.

Aucuns de ces instrumens ne peuvent être d'usage dans l'opération de la cataracte par extraction du cristallin, où il est si essentiel de fixer le globe de l'œil. Sa mobilité rendait la méthode de DAVIEL extrêmement laborieuse et très-longue. Ce n'est point ici le lieu d'en exposer les inconvéniens. On doit à DELAFAYE d'en avoir simplifié et abrégé le manuel, en ne se servant que d'un seul instrument, pour faire la section de la cornée. Sa méthode a prévalu, il n'employait aucun instrument pour contenir le globe de l'œil. Les personnes les plus accréditées dans la pratique de cette opération n'y ont point recours (1). Les doigts *index* et *medius* de la main qui ne conduit point le bistouri, suffisent pour pro-

____

(1) Winzel et ceux qui suivent ses principes.

curer et l'abbaissement de la paupiere inférieure, et pour soutenir le globe de l'œil contre l'action de l'instrument. On ne doit cependant pas proscrire l'espece de crochet large et mousse pour élever la paupiere supérieure, qui est utile, lorsque l'œil est fort couvert par la saillie de l'arcade orbilaire. Le doigt d'un aide le remplacerait difficilement.

Les opérateurs qui n'ont pas senti tout ce que l'on devait mettre de délicatesse et de dextérité dans le procédé opératoire perfectionné par Delafaye, ont eu recours à des moyens extraordinaires, pour fixer le globe de l'œil.

Béranger n'a pas craint d'implanter dans la conjonctive, au-dessous du milieu de la cornée transparente, les deux crochets d'une double érigne. Pallucci s'est servi, dans la même intention, d'une petite fourche. Pamard, d'Avignon, pour assujétir l'œil, en a piqué les membranes avec un *Dard*. (fig. 8e.) Rumpelt, Chirurgien distingué et Directeur de l'Ecole Vétérinaire à Dresde, n'a pas adopté ces instrumens : mais dans dans le même esprit que leurs inventeurs, il en a imaginé un, dont la commodité, selon lui, est de pouvoir s'en servir, sans avoir besoin d'être tenu par une main étrangere, le dard étant monté sur un dé dont l'opérateur arme un de ses doigts (fig. 9e.).

GUÉRIN, de Lyon, a cru que, pour plus de précision, on pouvait réunir l'instrument destiné à fixer le globe de l'œil, et celui qui devait inciser la cornée. Ces deux instrumens (fig. 10e.) sont réunis par charniere à la partie inférieure de leur tige. On implante la petite pointe ou dard qui doit fixer l'œil, dans la cornée transparente, à la partie opposée de l'endroit où doit commencer la section semi-lunaire de cette membrane, et l'instrument qui doit la faire, partant à angle droit de l'autre tige, va directement et invariablement à la rencontre de la pointe du dard.

L'opération que pratique CASA-AMATA, qui se disait *Docteur en Médecine* de Padoue, en parcourant l'Allemagne en qualité d'*Oculiste*, est la même dans le résultat, par un procédé un peu différent. La pointe de l'instrument avec lequel il pique la cornée, à une demi-ligne de la conjonctive, est courbée en S romaine. Il en fait usage dans le point opposé à celui où il doit commencer l'incision. Il conduit son bistouri, de maniere que sa pointe vienne à la rencontre de celle du dard ; alors inclinant un peu ce dernier instrument de devant en arriere, il appuye un des côtés de la convexité de la courbure supérieure sur le globe et présente par ce moyen la partie inférieure de sa concavité à l'instrument tranchant, qu'il dirige en le faisant incliner un peu en devant, ce qui facilite la section de la cornée par le bas.

On a annoncé tout récemment un instrument propre à fixer le globe de l'œil, dans l'opération de la cataracte (fig. 11e.), présenté à une compagnie célebre (1), comme le produit d'une nouvelle invention. Des examinateurs à qui les connaissances pratiques de notre art, sont peu familieres, ont prodigué des éloges à l'auteur et à l'instrument.

Quant à l'instrument, il est manifeste que la pique de CASA-AMATA, imitée elle-même de celle de PAMARD, et le dé de RUMPELT,

____

(1) A la Faculté de Médecine, en l'Université de Paris, en Novembre 1784.

décrit et gravé dans le Traité de la Cataracte, par RICHTER, Professeur en Médecine, à Gottingen, publié en allemand en 1773, en sont les originaux. L'auteur du nouvel *Ophthalmostat* (1) ne pourra disconvenir vis-à-vis de ceux qui liront la nouvelle édition des Instituts de Chirurgie de PLATNER, publiée en 1783 par le Docteur KRAUSE, qui y a ajouté des notes très-intéressantes, que c'est dans ces sources qu'il a trouvé les modeles de l'instrument qu'il annonce avoir inventé. Il est évident qu'il a aussi fait usage d'une Dissertation du Docteur FELLER, dans laquelle ce dernier fait le parallelle des deux manieres d'opérer la cataracte par extraction, et des deux opérateurs ambulans CASA-AMATA et SIMON, imprimée à Leipsik, en 1782.

Tous les instrumens dont nous venons de parler, sont-ils aussi avantageux que leurs auteurs ont paru le croire et vouloir le persuader ? La connaissance de la structure de l'œil n'est pas favorable à l'adoption qu'ils en ont faite. Sans doute, la sûreté de

____

(1) Mr. DEMOURS, fils, jeune homme de 21 ans, au plus, tout nouvellement fait Docteur en Médecine, par dispense d'âge.

toute opération exige que la partie sur laquelle on la pratique soit fixée. Il n'y a
aucune partie du corps, excepté l'œil, qu'on
ne puisse assujétir, parce que l'on peut
empêcher l'action des organes qui leur donne
le mouvement : mais comment pouvoir agir
sur les puissances motrices du globe de l'œil?
Ses muscles sont très-forts, relativement à
la masse de l'organe , et sont renfermés
dans une cavité osseuse, qui les met à l'abri
de toute action et de toute gêne extérieure
(1) S'ils agissent séparément, ils donnent
au globe des directions différentes , de là
des mouvemens rapides et sans ordre en
différens sens, qui font qu'il échappe à l'instrument qui cherche à le fixer , et qui le
mettent en outre dans le cas d'en être touché
plusieurs fois et blessé. L'action simultanée des
muscles tend à le retirer dans la cavitéde l'or-

---

(1) Il n'y a qu'à l'égard du *cheval* que l'on peut
s'opposer 1°. à l'effet contractif des muscles qui le
font mouvoir; 2°. au développement de la troisieme
paupiere. Il suffit pour cela de comprimer fortement
le fond de cette partie du front qu'on appelle *saltere*,
parce que la parois de l'orbite qui y répond, n'est
point osseuse dans cet endroit. C'est ce que j'ai
vérifié nombre de fois.

bite ; ce qui fait quitter la prise, à moins que l'opérateur n'appuie sur le globe.

Cette pression, quelque légère qu'on la suppose, combinée avec l'action des muscles et l'élasticité des membranes irritées par la piquure de l'instrument *fixateur*, feront qu'à l'instant où la pointe du bistouri aura pénétré dans la chambre antérieure, l'humeur aqueuse en sortira avec force, l'iris s'appliquera aussitôt contre la cornée, et le procédé qui paraissait devoir rendre l'opération plus facile, sera précisément ce qui la rendra plus laborieuse et susceptible de danger, ou du moins d'être faite sans fruit (pour le malade), puisque la blessure de l'iris peut causer la perte de la vue. Je ne parle pas des douleurs, des inflammations , des suppurations que peut occasionner l'implantation de ces instrumens sur les membranes de l'œil, dans l'intention de le fixer.

Ceux qui se sont adonnés à la Chirurgie des yeux, les seuls qui puissent en juger sainement et les apprécier, ont eu maintes fois occasion d'observer ces accidens ; aussi n'ont-ils pas fait difficulté d'abandonner l'usage de ces instrumens et de les condamner.

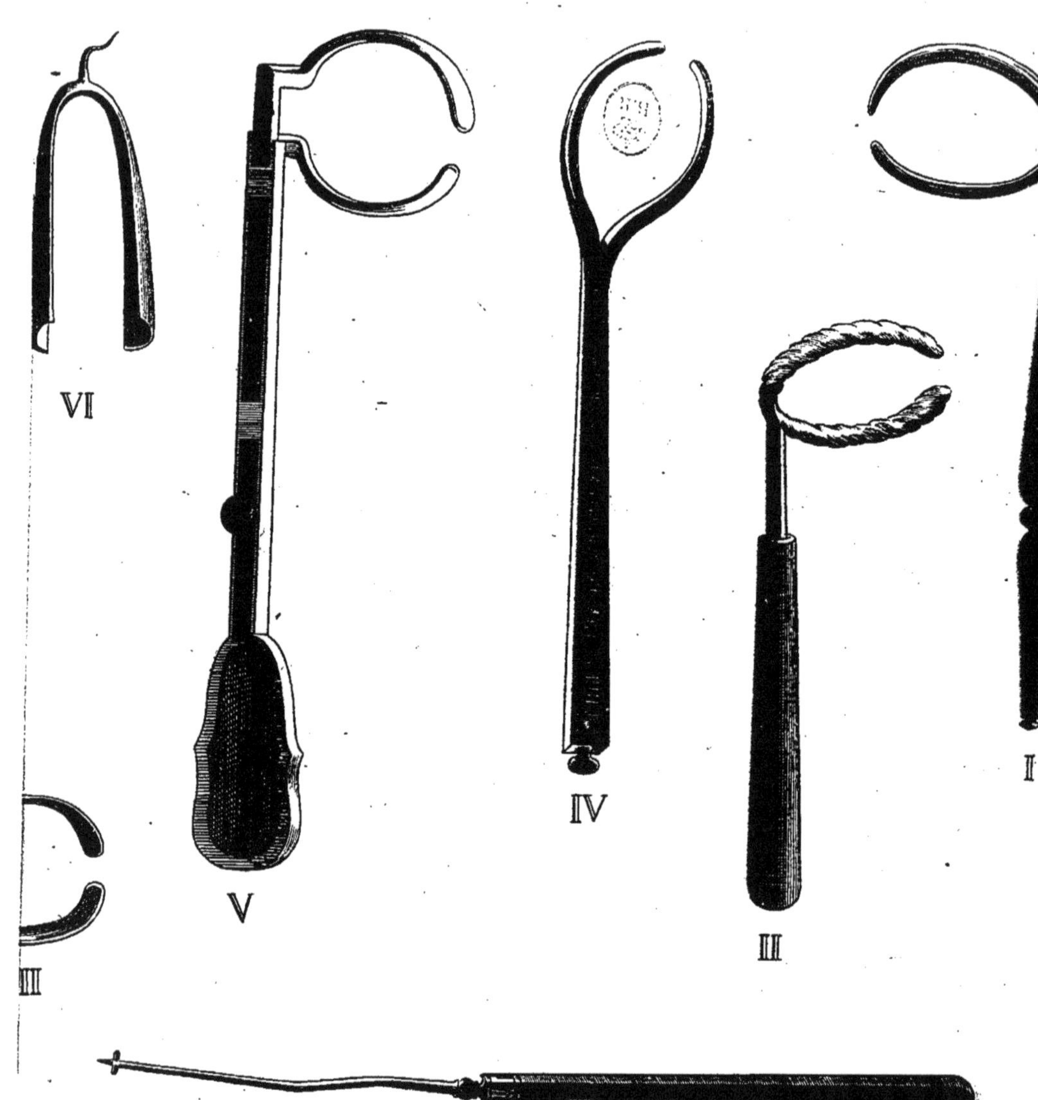

VI
V
IV
III
II
III
IIII

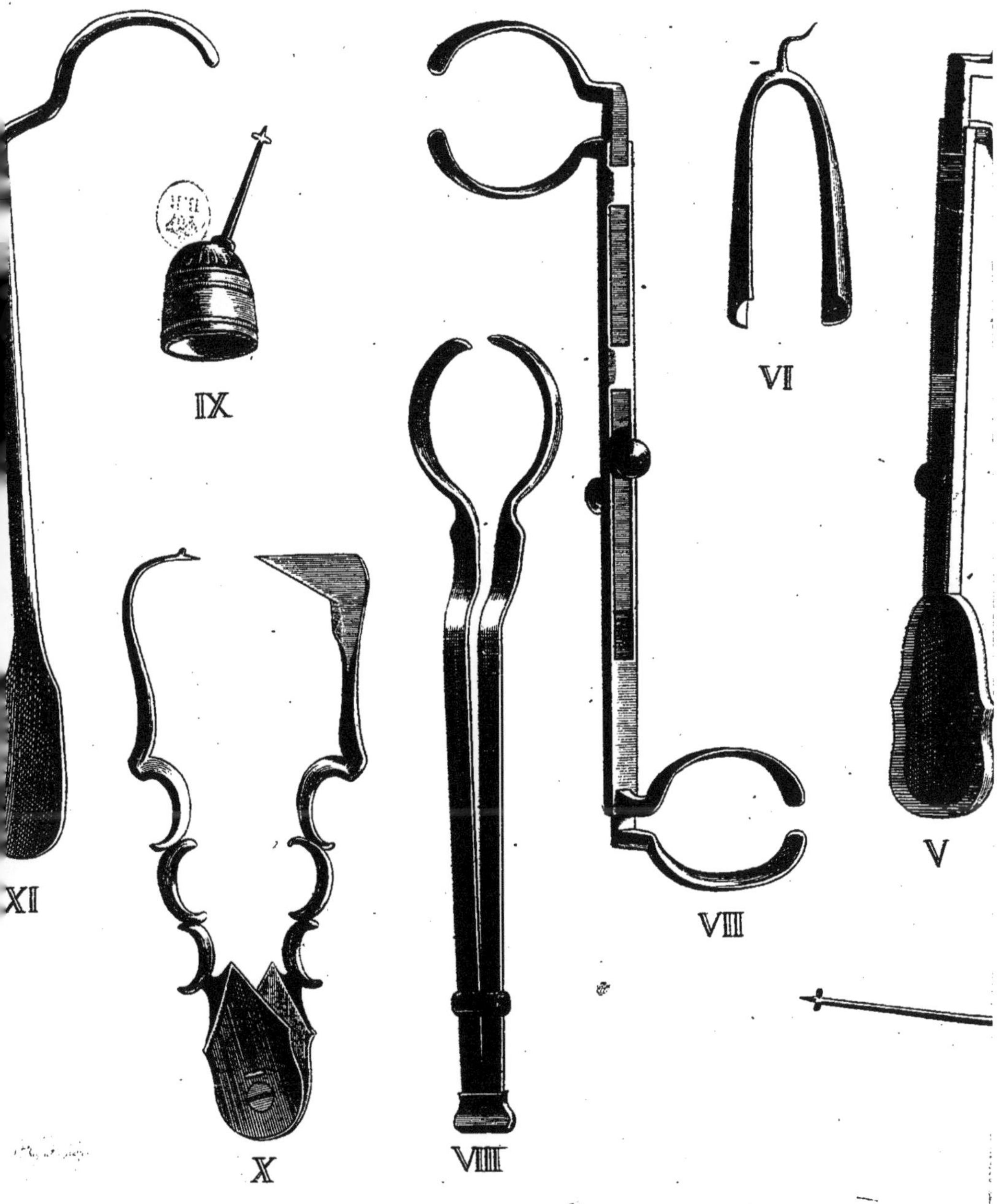

XI
IX
VI
X
VIII
VIII
VII
V

C'est la *maladresse*, c'est le défaut de *dextérité* qui a fait imaginer ces instrumens.
Les habiles opérateurs n'y ont pas recours,
et les succès sont garans de la supériorité
de leur méthode. On ne peut trop le répéter : les instrumens ne sont que des moyens ;
c'est de l'*intelligence* de ceux qui s'en servent, que dépendent essentiellement la perfection et la sûreté des opérations.

Indiquer les imperfections et la nécessité
de réformer les *instrumens inutiles* ou *dangereux*, c'est contribuer aux progrès de la
Chirurgie, et rendre service à l'humanité.

PARALLELLE

*De deux Instrumens destinés à faire l'opéra-
tion de la Cataracte, inventés par MM.
GUÉRIN et DUMONT.*

Lu à l'Académie de Chirurgie, en 1787.

Il ne suffit pas d'avoir fait connaître les
imperfections et les désavantages des instrumens que la *maladresse* et le défaut de
dextérité ont fait imaginer pour fixer l'œil
dans l'opération de la cataracte ; il est juste
de mettre en évidence les avantages de
quelques autres, dont l'invention est le fruit
d'une étude profonde, d'une combinaison
réfléchie, et de cette sagacité qui fera toujours distinguer le Chirurgien *méthodique*
de *l'empyrique.*

La mobilité de l'œil qui a été jusqu'à pré-
présent l'écueil contre lequel ont échoué
presque tous ceux qui ont fait l'opération de
la cataracte, va enfin cesser de l'être. C'est
à deux Français que nous devrons cet heu-

F

reux changement, et ce progrès inapprécia-
ble dans l'art de guérir.

Vaincre la mobilité de l'œil n'a pas été
le seul but de leur méditation. Ils ont en
outre cherché à assurer d'une maniere pré-
cise l'étendue que doit avoir la section de
la cornée, pour que le cristallin puisse sortir librement; précision tant recommandée
par DAVIEL, LAFAYE et ceux qui les ont
suivis ; précision si difficile à obtenir à cause
de la mobilité de l'œil, de l'embarras que
cause l'iris qui souvent se présente sous le
tranchant de l'instrument, et parce que la
section de la cornée se fait toujours trop
lentement, telle célérité que puisse mettre
le Chirurgien en la faisant.

Ces deux Français n'ayant pu à raison de
leur éloignement, se communiquer leurs
idées et leurs réflexions, on ne peut les
priver de la gloire d'avoir inventé, précisément dans le même temps, chacun séparément, un instrument très-ingénieux, qui
remplit parfaitement bien les vues qu'ils
s'étaient proposées.

Ces deux instrumens différant dans leur
structure, dans la position et le jeu des pieces
qui les composent ainsi que dans la maniere

de s'en servir, mériteraient d'être examinés séparément, et exigeraient une description exacte de toutes leurs parties, avant que d'entreprendre de constater leurs avantages respectifs par un parallelle impartial. Les bornes de ce mémoire ne me le permettant pas, j'en joins ici les figures (1).

Mr. GUÉRIN, Maître en Chirurgie et Secretaire d'une Société académique établie à Bordeaux, a présenté lui-même en juin 1786, l'instrument de son invention à l'Académie de Chirurgie de Paris. L'examen que nos confreres en ont fait alors, ainsi que les expériences qu'il en fit lui-même sur le vivant, en leur présence, ayant disposé l'Académie à le recevoir favorablement, son Mémoire fut lu dans la Séance publique de l'année suivante, et son instrument fut accueilli avec applaudissemens.

Mr. DUMONT, autrefois Chirurgien-Éleve à l'Hôtel des Invalides, devenu depuis Capitaine d'infanterie, résidant à *Litteville* près la ville d'*Eu* en Normandie, ayant appris par les papiers publics l'invention de GUÉRIN, et l'éloge qu'en avait fait l'Aca-

---

(1) Voyez les Figures ci-jointes.

démie, s'est hâté de réclamer en faveur d'un instrument qu'il avait imaginé, à la perfection duquel il s'était occuppé depuis près de cinq ans, et avec lequel il avait déjà fait une vingtaine d'opérations de cataracte avec succès. Il en écrivit aussitôt à l'Académie, pour ne pas être soupçonné d'avoir copié celui qui s'était présenté avant, et vint en personne en septembre 1787, faire hommage et démontrer son instrument à l'Académie, qui en a été satisfaite.

C'est pour mettre le public à portée de rendre à ces deux Chirurgiens la justice qui leur est due, que je vais entrer dans quelques détails nécessaires pour faire connaître le mérite et les avantages de ces deux instrumens, et discuter comparativement leurs effets.

La position de la main qui se sert de l'un ou de l'autre de ces instrumens, n'étant pas la même, il convient de commencer par elle l'examen que je me propose de faire.

§. I.

Position de la main.

I°. Pour se servir de l'instrument de GUÉRIN, le Chirurgien doit avoir sa main droite placée entre son visage et l'œil du malade, de maniere que de l'œil du malade au visage du Chirurgien, la main armée de l'instrument se trouve sur la ligne droite et horisontale, supposée partie de l'un pour se terminer à l'autre. Les doigts de l'opérateur qui sont placés sur l'instrument pour le tenir, peuvent quelquefois l'offusquer un peu. Cet inconvénient n'a pas lieu en se servant de l'instrument de Dumont. Avec ce dernier, la main de celui qui opere est de côté, et l'œil du malade est tout-à-fait découvert.

II°. L'attitude de la main armée de l'instrument de G. est plus gênée que celle qui se sert de celui de D.(1) La position de cette derniere est toute naturelle, et n'exige aucune attention particuliere ; au contraire, celle qui se sert de l'instrument de G. demande d'autant plus d'attention qu'elle est isolée, le coude en bas, l'avant-bras élevé presque perpendiculairement de bas en haut, formant avec le bras un angle aigu ; la main dans une *demi-pronation*, c'est-à-dire

---

(1) Dès cet endroit et dans la suite de ce mémoire, les noms de MM. Guérin et Dumont seront désignés par la seule lettre initiale de leurs noms.

F 3

dans une une position telle, qu'elle tient le milieu entre la *pronation* et la *suppination* pa faite ; le dos du pouce vis-à-vis l'opérateur, et son petit doigt vis-à-vis l'angle externe de l'œil du malade ; les doigts index et annullaire fléchis ainsi que le pouce, entre lesquels l'instrument se trouve tenu et assujéti ; le doigt du milieu élevé, mais à demi-fléchi, prêt à appuyer sur la bascule de l'instrument.

III°. Cette main isolée ne peut prendre aucun point d'appui, tandis que celle qui tient l'instrument de D. peut être fixée par les doigts annullaire et auriculaire allongés et placés sur la tempe du malade, ce qui lui donne plus de fermeté, plus de liberté et de facilité pour suivre les mouvemens des malades, ce que ne peut faire la main qui se sert de l'instrument de G., telle légereté qu'elle puisse avoir. Et en cela l'instrument de D. présente plus d'avantage que celui de G.

§. I I.

Maniere de tenir les instrumens.

On ne pourra disconvenir de la supériorité que l'instrument de D. doit avoir sur celui de G. par la manière dont ils sont tenus. Celui de D., quoique plus pesant et plus allongé que celui de G., se tient horisontalement, les trois doigts étendus sur son extrémité oculaire, et son extrémité externe couchée et soutenue par l'os du métacarpe, qui soutient le doïgt *index*, ce qui lui donne beaucoup de solidité, et empêche qu'il ne puisse être dérangé par les mouvemens que pourrait faire le malade. Il n'en est pas du même de celui de G. qui est isolé et comme en équilibre entre les extrémités de trois doigts seulement, et qui peut être facilement ébranlé ou dérangé par le moindre mouvement de l'œil du malade.

§. III.

Emploi d'une ou de deux mains.

La main droite suffit pour opérer les deux yeux, avec l'instrument de G. Pour opérer avec celui de D., il faut se servir de l'une ou de l'autre, suivant l'œil qu'on se propose d'opérer. Il faut aussi avoir plusieurs lames annullaires et plusieurs lames tranchantes, disposées les unes pour l'œil droit, les autres pour l'œil gauche ; ce qui oblige de démonter l'instrument de D. à chaque

opération qu'on doit faire. L'inconvénient que
ne manqueront pas de faire valoir ceux qui
ne sont pas *ambidextres*, et qui se passion-
nent aisément et sans réflexion, pour tout
ce qui a une apparence de simplicité.

§. IV.

Effet de l'anneau.

Ces deux instrumens assujétissent l'œil de
la même maniere, savoir, par un anneau
dont le diametre est proportionné à celui
de la cornée, et dont les épaisseurs sont les
mêmes. Avec l'un et l'autre, on peut chercher l'œil, le ramener et le fixer dans une
position convenable, sans courir aucun risque de le blesser. Il n'en sera pas tout-à-fait
de même pour les parties voisines. En effet,
si l'œil gauche se porte trop dans l'angle
interne, le bec qui est au bord de la circonférence de l'anneau de G., (qui n'est d'aucune utilité pour le moment de l'opération)
empêchera qu'on ne puisse porter l'anneau
sur la circonférence de la cornée et embrasser
l'œil comme il convient, pour le ramener
dans une position convenable. On risquerait
de contondre la caroncule lacrymale, ainsi
que le replis semi-lunaire de la conjonctive.

Si c'est l'œil droit qui est porté dans le grand angle, la saillie que fait le côté droit de la plaque inférieure de l'instrument, s'opposera encore aux tentatives qu'on voudra faire pour ramener l'œil dans la situation qui convient, parce qu'en appuyant contre l'os du nez, elle tient l'anneau toujours trop éloigné du grand angle. Or il est évident que l'anneau de G. ne peut servir que dans le cas où l'œil se présente de lui-même dans une position favorable. D'ailleurs la direction perpendiculaire à l'œil, dans laquelle il faut présenter cet instrument, qui ne peut être tenu bien ferme entre l'extrémité de trois doigts isolés, s'oppose toujours un peu à ce que l'opérateur puisse faire aisément les mouvemens de recherche nécessaires pour ramener l'œil. Il n'en est pas de même de l'instrument de D. Il n'y a rien autour de son anneau qui puisse empêcher de le porter où l'on veut, même jusques sous le replis semi-lunaire de la conjonctive. La direction horisontale dans laquelle il est présenté, la maniere solide avec laquelle il est tenu, la position non gênée de la main qui le tient, le point d'appui qu'elle peut se procurer; tout enfin concourre à favoriser l'étendue de l'usage de cet anneau, et qui lui donne un mérite réel, surtout lorsqu'il s'agit d'opérer des personnes inquiettes, peureuses, et dont les yeux sont toujours en mouvement.

§. V.

Mouvement de la bascule.

L'œil fixé, c'est là l'instant de faire jouer la bascule de l'un et de l'autre de ces instrumens pour inciser la cornée. L'expérience semble prouver qu'il est plus facile d'appuyer le plat de l'extrémité du pouce sur le bouton de la bascule de l'instrument de D., que d'appuyer avec le bout du doigt *medius* sur l'extrémité du levier de celle de G. La contrainte dans laquelle est la main qui tient l'instrument de ce dernier, gêne la liberté des mouvemens de ses parties, ce qui n'a pas lieu pour la main qui se sert de l'instrument du premier, puisqu'elle est dans une position plus favorable, et que la force du pouce est plus considérable que celle du doigt du milieu.

§. V I.

Incision de la cornée.

L A bascule levée, la lame de chacun de ces instrumens part et incise la cornée. Le segment du cercle que décrit la lame de l'instrument de G. dans son trajet, et dont la convexité est augmentée en raison de celle de la surface postérieure de cette lame, fait que sa pointe plonge plus perpendiculairement dans l'épaisseur de la cornée, que la lame de l'instrument de D. Elle chemine dans la chambre antérieure, de manière à en sortir aussi dans une direction plus perpendiculaire, et semblable à celle qu'elle a suivi en y entrant ; d'où il résulte que la cornée est incisée également dans son épaisseur. Au contraire, la pointe de la lame de l'instrument de D. arrive et touche la cornée dans une direction plus oblique, eu égard à la convexité de cette membrane. Elle fait par-conséquent un peu plus de chemin dans l'épaisseur de ses lames, avant de pénétrer dans la chambre antérieure, et n'en sort qu'en faisant le même effet, c'est-à-dire en formant à son entrée et à sa sortie *un bec de cuiller*, ce qui détermine à ces endroits une cicatrice plus large. Dans cette manière d'agir de chacune de ces lames, il est évident que celle de l'instrument de G. a un avantage sur celle de l'instrument de D.

§. VII.

Suite de l'incision de la cornée.

CET avantage est contrebalancé par l'effort que fait la lame de l'instrument de G. qui heurte la cornée, et la pénetre avec violence, comme le ferait un coin. L'impression qu'elle fait sur cette membrane est d'autant plus sensible et désagréable, qu'elle tiraille nécessairement cette partie, et que les bords du lambeau qui doit résulter, éprouvent un frottement considérable de la part de la ligne saillante et mousse, qui regne sur la surface antérieure de cette lame tranchante qui en parcourt l'étendue. En effet, cette ligne saillante augmentant la surface antérieure de la lame, la met hors de proportion avec la surface postérieure, détruit par son action le parallellisme qui devrait régner dans les surfaces divisées, confond les bords du lambeau, et le force de s'allonger ; allongement du lambeau qui, à la vérité, n'a lieu que pendant que la division s'opere, ou que la lame chemine, mais que l'élasticité commune à toutes nos parties détruit aussitôt. Il n'en est pas de même de la maniere d'agir de la lame tranchante de l'instrument de D., puisqu'elle atteint la cornée plus obliquement, et la heurte moins vivement. La finesse de sa pointe, son peu d'épaisseur, qui est la même dans toute sa longueur, et l'égalité de ses surfaces écartent également et sans violence, à mesure qu'elle s'avance, les surfaces divisées. Elle n'occasionne ni tiraillement, ni frottement désavantageux. La commotion que son choc pourrait communiquer au globe, étant dirigée d'un angle à l'autre, est moins sensible et moins forte que celle qui peut résulter du choc de la lame de l'instrument de G, puisque cette derniere atteint la cornée moins obliquement, et en *refoulant*, pour ainsi dire, le globe vers les parties internes et postérieures de l'orbite.

§. VIII.

Variations dans les dimensions de l'incision de la cornée.

L'INCISION de la cornée faite avec l'instrument de G. paraît devoir être toujours la même, puisque l'anneau qui fixe l'œil, et la lame qui incise la cornée sont constamment les mêmes, et ne peuvent changer à volonté. Il est cependant prouvé que le diamètre de la cornée varie dans les différens sujets d'une demi-ligne environ, plus ou moins, dans sa longueur, et que sa convexité est aussi plus ou moins grande. Joignez à ces différences, celles que présentent l'état des cristallins dans les diverses espèces de cataractes, on sera convaincu de la nécessité de varier l'étendue que doit avoir l'incision de la cornée. L'instrument de G. semble se refuser à ces considérations qui n'ont pas échappé à la sagacité de son auteur. C'est pour remédier à son insuffisance à cet égard, que G. a trouvé moyen d'approcher sa lame plus près de l'anneau, lorsqu'il veut faire une grande incision, ou de l'en éloigner, lorsqu'il n'en veut faire qu'une petite. C'est pour remplir ces vues qu'il a placé la vis de rappel.

L'instrument de D. a un avantage plus marqué, par la facilité que l'on a de choisir un anneau dont les dimensions soient en rapport exact avec celles de la cornée qu'on doit opérer. Par ce moyen, on est toujours sûr d'inciser cette partie, comme il convient. Car il est constant que plus les parties molles que l'on veut couper, sont assujéties près de l'instrument qui doit les diviser, plus la section est nette et promptement faite. Or, la lame de l'instrument de D. étant toujours en contact avec l'anneau, la cornée est mieux soutenue, et l'incision mieux faite qu'avec celle de l'instrument de G. ; surtout si l'on a été obligé de *rappeler* la lame, c'est-à-dire de l'écarter de l'anneau. Dans ce dernier cas, la cornée moins bien soutenue, souffrira toujours un peu, principalement si elle est un peu flasque ou molasse, comme on la trouve dans certains sujets. C'est un défaut qui met l'instrument de G. au-dessous de celui de D.

Avec ce dernier, on a encore l'avantage de pouvoir faire l'incision de la cornée plus ou moins grande. En effet, soupçonne-t-on un cristallin volumineux, et veut-on faire une grande incision ? il suffit de serrer la vis supérieure, qui assujétit la lame annullaire, un peu plus que l'inférieure. Par ce moyen, on porte le diametre de l'anneau un peu au-dessous de la pointe de la lame tranchante. On serre, dans le cas contraire, la vis inférieure plus que la supérieure; et on les serre également, quand rien n'exige ni une grande, ni une petite incision. Ces variations n'empêchent pas la lame tranchante d'être toujours en contact avec la lame annullaire. Pour exécuter ces variations avec l'instrument de G., il faut placer la partie supérieure de la circonférence de l'anneau, un peu au-dessus de l'union de la cornée avec la sclérotique, lorsqu'il s'agit de faire une grande incision, et un peu au-dessous dans le cas contraire, ne pouvant que de cette maniere porter le dos de la lame au-dessus ou au-dessous du diametre de la cornée. Dans le premier cas, la cicatrice de la partie inférieure du lambeau de la cornée, se trouvant un peu trop haute et pas éloignée de la pupille, peut nuire à la vision.

§. I X.

Résultat des différences de la finesse des tranchans des lames de ces deux instrumens.

LES tranchans de la lame de l'instrument de G. sont d'autant moins aigus et fins, qu'ils ne peuvent être affilés qu'avec la

pierre

pierre à l'huile du Levant, différente des pierres à l'huile de la Rochelle et d'Espagne, avec lesquelles on repasse les lancettes. Elles ne peuvent couper qu'en faisant violence, surtout dans les cas où la cornée est mollasse, et dans ceux où il est nécessaire d'éloigner la lame de l'anneau.

Observation. Dans le nombre des opérations que j'ai faites avec cet instrument, j'ai rencontré un cas de cette espece, c'est-à-dire, une cornée molle, et l'obligation de rappeller un peu la lame (de l'éloigner de l'anneau). La cornée fut tiraillée, et plutôt déchirée qu'incisée. Il survint gonflement, douleurs, inflammation, suppuration, décollement total de la cornée, et perte de l'œil.

Cet accident ne peut survenir en se servant de l'instrument de D. Le peu d'épaisseur de sa lame, la finesse de sa pointe et de ses tranchans, qui égale celle de nos lancettes, le contact immédiat que cette lame conserve dans toute son étendue avec la lame annullaire, concourent à rendre la section plus parfaite et moins douloureuse. Motifs de préférence pour ce dernier.

§. X.

Douceur dans l'action des ressorts.

ON ne craint pas d'avancer que l'action du ressort de l'instrument de D. est plus douce que celle de celui de l'instrument de G. En effet, les tours multipliés que le ressort de l'instrument de D. fait sur son axe, qui est hors de la direction de la lame, la longueur de sa queue, la roulette comprise dans la bifurcation, qui parcourre librement et successivement toute la surface du talon de la lame, et la longueur de la lame elle-même, concourent ensemble à communiquer à cette lame un mouvement plus doux, plus uniforme, ainsi qu'à exciter une secousse moins forte à l'instrument, et une commotion moins grande à l'œil.

Le ressort de l'instrument de G. est au contraire très-raide, trop près de la partie tranchante de la lame, frotte trop rudement sur l'arbre qui la porte. Son effort est arrêté trop subitement par le ressort antagoniste, qui n'empêche même pas l'arbre qui soutient la lame de frapper avec force contre la parois gauche de l'instrument. On en juge par le bruit qu'il fait, et par la secousse qu'il communique à l'instrument entier.

L'étendue de chemin que parcourrent les ressorts de ces instrumens contribue encore pour quelque chose à la douceur de leur action, toutes choses supposées égales d'ailleurs. Ainsi on n'aura pas de peine à se persuader que le ressort de l'instrument de D., qui a huit lignes de chemin à parcourir, longueur égale à celle que doit parcourir la lame tranchante, doit agir plus doucement que le ressort de l'instrument de G. qui n'ayant, tout au plus, qu'un espace de quatre lignes à parcourir, doit cependant déterminer la lame tranchante à en parcourir le double : duplicité, qui, exigeant double force dans le ressort, s'oppose à ce qu'il puisse être aussi doux que le premier, qui, à ce titre, paraît mériter la préférence.

§. XI.

Difficultés dans la construction de ces instrumens.

A u premier aspect, l'instrument de G. paraîtra fort simple, en comparaison de celui de D.; et dès lors on se croira autorisé à lui donner la préférence. Mais le

Chirurgien méthodique qui ne doit, ni ne peut se laisser captiver par de simples apparences, reconnaîtra aisément par l'examen attentif qu'il fera, combien cet instrument est difficile à construire, particulierement la lame. En effet, il est très-difficile de donner à cette piece les courbures, les directions et les dimensions qu'elle doit avoir.

1°. Si l'ouvrier est parvenu à les saisir, il a le désagrément de voir qu'après avoir soumis son travail au feu et à la trempe, ces lames se sont déformées et déjetées, au point de ne pouvoir servir, ce qui le force de recommencer plusieurs fois, avant d'obtenir un succès complet.

2°. Si, sur plusieurs lames que cet ouvrier aura préparé, soumises au feu et à la treupe, il en retire une qui n'ait point changé, il éprouve de nouvelles difficultés dans le repassage, non seulement par les meules qu'il est obligé de tailler exprès et disposer comme il convient, dimensions que le frottement détruit bientôt ; mais encore par l'impossibilité où il est presque d'appuyer dessus toute l'étendue du tranchant, le talon de la lame, ou l'endroit de son union avec l'arbre qui la porte, s'y

opposant à cause de sa proximité et l'obli-
quité de son union. Joignez à cela la précision nécessaire pour ne pas emporter au repassage un peu trop de la lame (1) ou lui
laisser un peu trop de ce qu'il faut dans
ses dimensions; ce qui, dans l'un et l'autre
cas, lui enlevait les proportions exactes
qu'elle doit avoir avec l'anneau. Or, il y
a une sorte d'inutilité à vouloir repasser
cette lame, lorsque son tranchant est devenu
trop dur, ou que sa pointe est émoussée.

3°. Comme l'action de la meule ne suffit
pas pour donner au tranchant de cette lame
la perfection qu'elle doit avoir ; mais leur
laisse une espece de *bavure* ou *morfil* que
les ouvriers sont obligés d'emporter avec la
pierre à l'huile. Les difficultés se renou-
vellent à cette préparation, puisqu'on ne
peut y appliquer le tranchant entier, et le
conduire dans le sens qui est le plus convenable.

Mr. GUÉRIN a donné lui-même la preuve de ce
que j'avance, en se plaignant devant les Commis-
saires de l'Académie et dans l'Académie même,
*que l'ouvrier à qui il avait confié la lame de son
instrument, pour la repasser, l'avait gâtée, en ce
qu'il en avait emporté un peu trop.*

G 3

4°. La difficulté que les ouvriers éprouvent encore à faire plusieurs lames pour le même instrument, est cause qu'on ne peut presque pas en avoir de rechange en cas d'accidens ; ce qui force, pour ainsi dire, d'avoir plusieurs instrumens complets.

L'instrument de D., quoique plus compliqué de pièces, ne présente pas, à beaucoup près, autant de difficultés pour sa construction. Les lames tranchantes ne sont point susceptibles de se déformer au feu ni à la trempe ; et si elles s'y courbent un peu, l'ouvrier peut aisément les redresser avec le marteau qu'il appelle le *traître*.

Ces lames sont aussi aisées à affiler que nos lancettes. On peut s'en procurer plusieurs, et de dimensions différentes. Le repassage qu'on peut leur faire subir plusieurs fois, n'empêchera pas qu'elle ne soient toujours proportionnées aux anneaux des lames oculaires.

Tous les ouvriers ne seront pas en état d'exécuter l'instrument de G., et il n'en sera pas un, au contraire, qui ne puisse faire avec la justesse et la précision convenable celui de D.

§. XII.

Qualités du manche de chacun de ces instrumens.

LA longueur du manche de l'instrument de G. peut séduire par son peu de longueur; mais son peu de solidité dans la maniere dont il est tenu au moment de l'opération (1) suffit pour faire sentir combien la longueur de celui de D. est préférable, puisque c'est à sa faveur qu'il est tenu plus solidement, ainsi qu'il a été dit plus haut.

La pesanteur spécifique de chacun de ces instrumens ne peut captiver les suffrages d'après les raisons de préférence que j'ai avancé exister dans l'instrument de D.

___

(1) La maniere de tenir cet instrument, telle que Mr. GUÉRIN lui-même l'a recommandé et démontré, est si essentielle à observer qu'on ne peut le tenir autrement sans avoir l'air gêné, et l'être réellement pour s'en servir, et sans courir risque d'avoir le désagrément de recevoir sur le visage des éclaboussures de l'humeur aqueuse contenue dans l'œil que l'on opere. Ce que j'ai vu arriver plusieurs fois, cet instrument étant tenu tout différemment par ceux qui se disent, et croyent avoir la réputation de *grands Chirurgiens*.

G 4

Ainsi, tout bien examiné, ce qui pourrait avoir paru au premier coup-d'œil être contre l'instrument de ce dernier, est précisément ce qui établit sa solidité et son avantage; tandis que celui de G. ne peut que perdre à l'examen. En effet, il ne suffit pas de voir jouer un instrument dans les mains de son auteur pour le juger, il faut l'étudier soi-même (1) C'est à tort que tout Chirurgien présomptueux se croira en état de s'en servir, d'après une seule inspection.

____

(1) En effet, d'après une inspection légere, tout Chirurgien croira pouvoir se servir de l'instrument de Guérin, et celui de Dumont sera abandonné du plus grand nombre : soit par ce que les uns ne voudront pas se donner la peine de l'étudier, soit parce que les autres seront assez de bonne foi pour se méfier de leur peu d'adresse : car ce n'est pas l'instrument qui fait l'opération, c'est la main qui le conduit et la tête qui le dirige. Aussi je ne ferai pas de difficulté d'avancer qu'il faut plus de sagacité, d'intelligence, de prudence et d'adresse pour conduire un instrument à ressort, que pour se servir d'un instrument ordinaire.

§. XIII.

Rapport de ces instrumens avec la Flâme allemande.

Il est aisé de reconnaître dans l'instrument de G. la forme, le mécanisme et le jeu de cet instrument dont les Chirurgiens allemands se servent ordinairement pour saigner, et qu'ils appellent *flâme*. G. n'est pas le premier qui ait tiré parti de cet instrument, en le disposant de maniere à pouvoir servir pour faire l'opération de la cataracte (1).

---

(1) L'instrument dont Mr. Guérin, de Lyon, (frere du Guérin, de Bordeaux, auteur de l'instrument dont est question dans ce mémoire) se sert pour faire l'opération de la cataracte, et dont il est aussi l'inventeur, n'est point une espece de *flâme* allemande, comme l'ont prétendu quelques Chirurgiens. Son instrument n'est qu'un composé de l'instrument *fixateur* ou *dard* de Pamard, réuni par son manche avec le manche de la lame *secteure* de la cornée. Ces deux instrumens ainsi réunis par leurs manches, au moyen d'une vis, sont conduits ensemble et tranquillement par les deux mains de l'opérateur qui agissent alors de concert. Voyez-en la description, la figure et la maniere de s'en servir

Jean Wi, Chirurgien en chef de l'hôpital des pestiférés à Amsterdam, a envoyé à l'Académie de Chirurgie de Paris, en 1784, la description d'un nouvel instrument de son invention, pour opérer la cataracte. Il y a joint l'instrument. Cet instrument est construit de maniere à empêcher 1°. que l'humeur aqueuse ne s'évacue avant que la section de la cornée ne soit achevée; 2°. qu'on ne puisse blesser l'iris par la célérité avec laquelle la section se fait; 3°. à donner à l'incision de la cornée l'étendue qu'il convient. Il ne fait pas difficulté de dire dans son mémoire, que son instrument n'est autre chose que la flâme *allemande*, dans laquelle il n'a fait que donner plus d'étendue aux pieces qui la composent, et particuliere- ment à la lame, qu'il a éloigné assez du corps de l'instrument, pour que la main du Chirurgien posée et appuyée sur l'os de la pommette du malade, puisse atteindre l'œil. Il recommande, pour se servir avec avan-

---

dans son *Traité des Maladies des Yeux*, imprimé à Lyon, en 1769, *in-12*, pag. 380 ; et consultez la figure qui est annexée au Mémoire précédent, sous le N°. 5.

tage de son instrument, d'engager d'abord la pointe de la lame dans la chambre antérieure, avant de lâcher le ressort, ce qui s'exécute sitôt que l'œil est fixé et tranquille. Il n'admet point l'usage d'aucun de ces *instrumens fixateurs*. Il les rejette comme étant *très-dangereux*. Il ajoute qu'il faut que le Chirurgien ait un instrument disposé pour l'œil droit, et un semblable disposé pour l'œil gauche.

M. Guérin qui a assuré n'avoir eu aucune connaissance du travail de Jean Wr, a, de plus que lui, le mérite d'avoir trouvé le moyen de saisir et fixer le globe par l'addition qu'il a fait d'un anneau. C'est aussi dans la vue de rendre le même instrument propre à opérer les deux yeux, qu'il a courbé le support de son anneau, et celui de la lame sur le manche. Inventions qui lui font d'autant plus d'honneur, que l'on ne peut disconvenir que c'est un pas de plus de fait dans l'art de guérir.

On ne peut refuser à Mr. Dumont les éloges qu'il mérite pour son invention, puisqu'elle est égale à celle de G. La science des mathématiques qu'il a particulierement cultivé, relativement à son nouvel état, et qu'il a su appliquer à l'art de guérir, a été un des principaux guides qu'il a consulté pour la confection de son instrument.

Ces deux instrumens ont été tellement conduits à leur perfection par leurs auteurs, qu'ils ne pourront souffrir que très-difficilement des changemens quels qu'ils soient, et sous ce spécieux prétexte et dénomination de *correction*. Les prétendues corrections qu'on a déjà essayé de faire à l'un et à l'autre, ne sont nullement à leur avantage. Elles les rendent infideles, même dangereux, et prouvent le peu de sagacité de ces prétendus correcteurs.

Tels sont, la *rectitude* donnée à l'instrument de D.; la *substitution* d'un ressort à boudin, à la place de celui à barillet; la *direction directe* dans laquelle on fait agir ce ressort sur la lame, qui détermine un espece de *recul* dans l'instrument entier, lors de sa détente; la *suppression* des lames oculaires de différens diametres; la *fixation* de la seule lame oculaire sur le corps de l'instrument; l'*impossibilité* de proportionner l'éloignement de cette lame avec la longueur de la lame tranchante; l'addition d'un bec à l'anneau de celui de D., comme à celui de G ; et enfin une espece de *che-valet* large, attaché à la partie supérieure de ce même anneau, destiné, *allegue-t-on*, à soutenir la paupiere supérieure. Correc-tions dont il est inutile de démontrer ici les ridicules et les dangers.

EXPLICATION DES FIGURES.

Fig. 1re. *L'instrument de GUÉRIN dans son entier, armé et prêt à opérer l'œil vis-à-vis lequel il est placé, tenu par la main du Chirurgien, dont la position des doigts est telle que l'auteur le recommande.*

Fig. 2e. *L'instrument ouvert offre l'arrangement et la forme des pieces qu'il contient.*

A. *L'anneau fixateur.*

B. *La lame tranchante.*

C. *La piece mobile à laquelle elle est fixée.*

D. *La vis de rappel.*

E. *Le ressort qui chasse la lame.*

F. *Le ressort qui soutient la lame dans sa chûte.*

Fig. 3e. *La piece mobile qui ferme l'instrument.*

A. *Le bec de la bascule qui tient la lame en arrêt.*

B. *Le point d'appui de la bascule.*

C. *La bascule.*

D. *Le ressort qui la tient élevée.*

Fig. 4e. *La lame tranchante.*

A. *La pointe.*

B. *La vive-arrête qui regne sur son épaisseur.*

C. *Sa courbure à angle droit sur sa tige.*

D. *La courbure de la tige.*

E. *Le point qui l'attache à la pièce mobile.*

Fig. 5e. *L'instrument de* DUMONT *placé sur l'œil, tenu comme l'auteur le récommande, dont la lame tranchante est lâchée et engagée dans la cornée, dont la section est faite en partie.*

Fig. 6e. *L'instrument ouvert, la lame oculaire en place.*

A. *L'anneau.*

B. C. *Les supports qui la soutiennent.*

D. E. *Les vis supérieure et inférieure.*

F. *Le barillet contenant le ressort.*

G. *Queue arrondie du ressort.*

Fig. 7e. *La lame tranchante.*

A. *La pointe.*

B. *L'ouverture dans laquelle se pose*

le crochet de la bascule qui retient la lame en arrêt.

C. Ouverture plus longue dans laquelle coule ce crochet, lors de la détente.

Fig. 8e. La platine qui ferme l'instrument, et sur laquelle est placée la bascule.

Fig. 9e. L'instrument de JEAN IVI, en position sur son repos.

Fig. 10e. Le même ouvert pour voir son intérieur.

Fig. 11e. La lame dudit instrument présenté à l'œil qui doit être opéré, et déjà engagée dans la cornée.

Ces instrumens ont été construits sous les yeux de leurs auteurs, par Mrs. LESUEUR, pere et fils, Couteliers, rue des Canettes, Faubourg Saint-Germain, à Paris.

REMARQUES

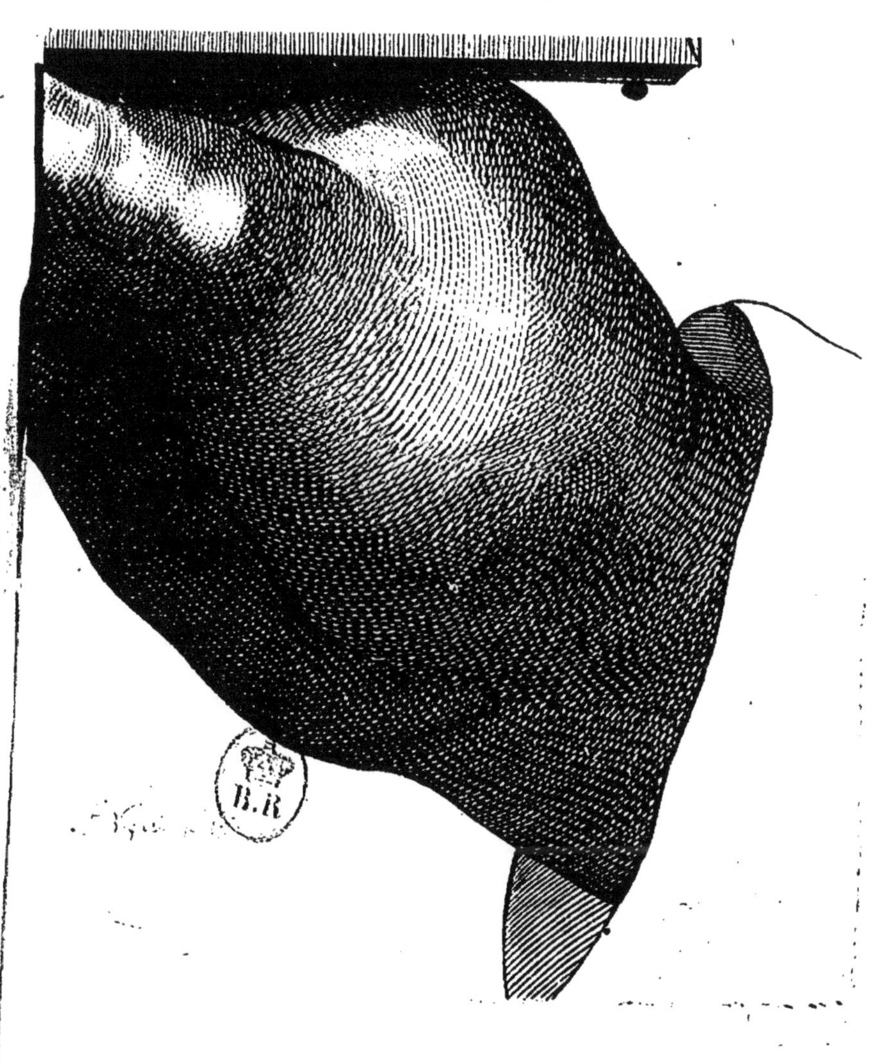

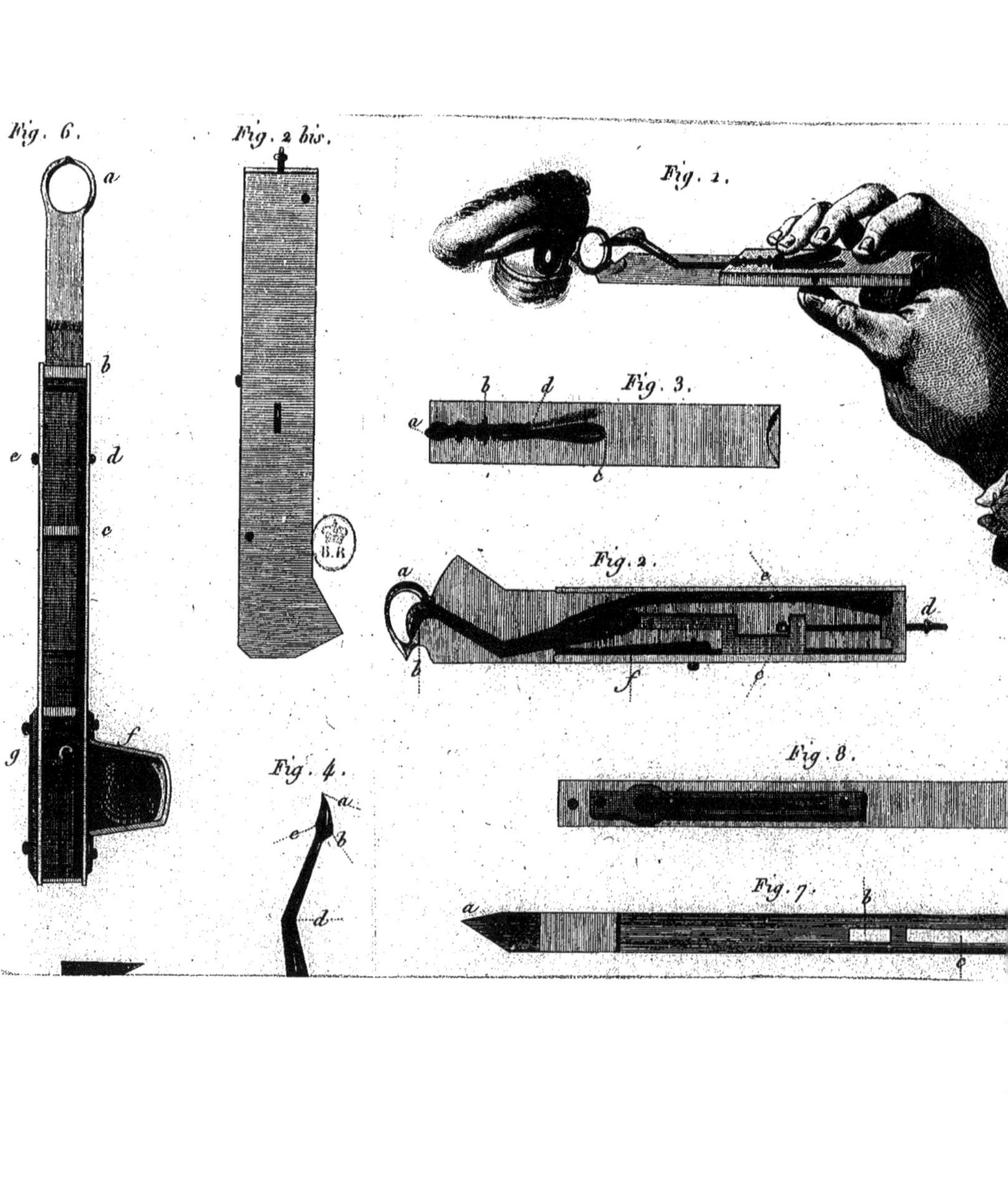

Fig. 6.
Fig. 2 bis.
Fig. 1.
Fig. 3.
Fig. 5.
Fig. 8.
Fig. 4.
Fig. 7.

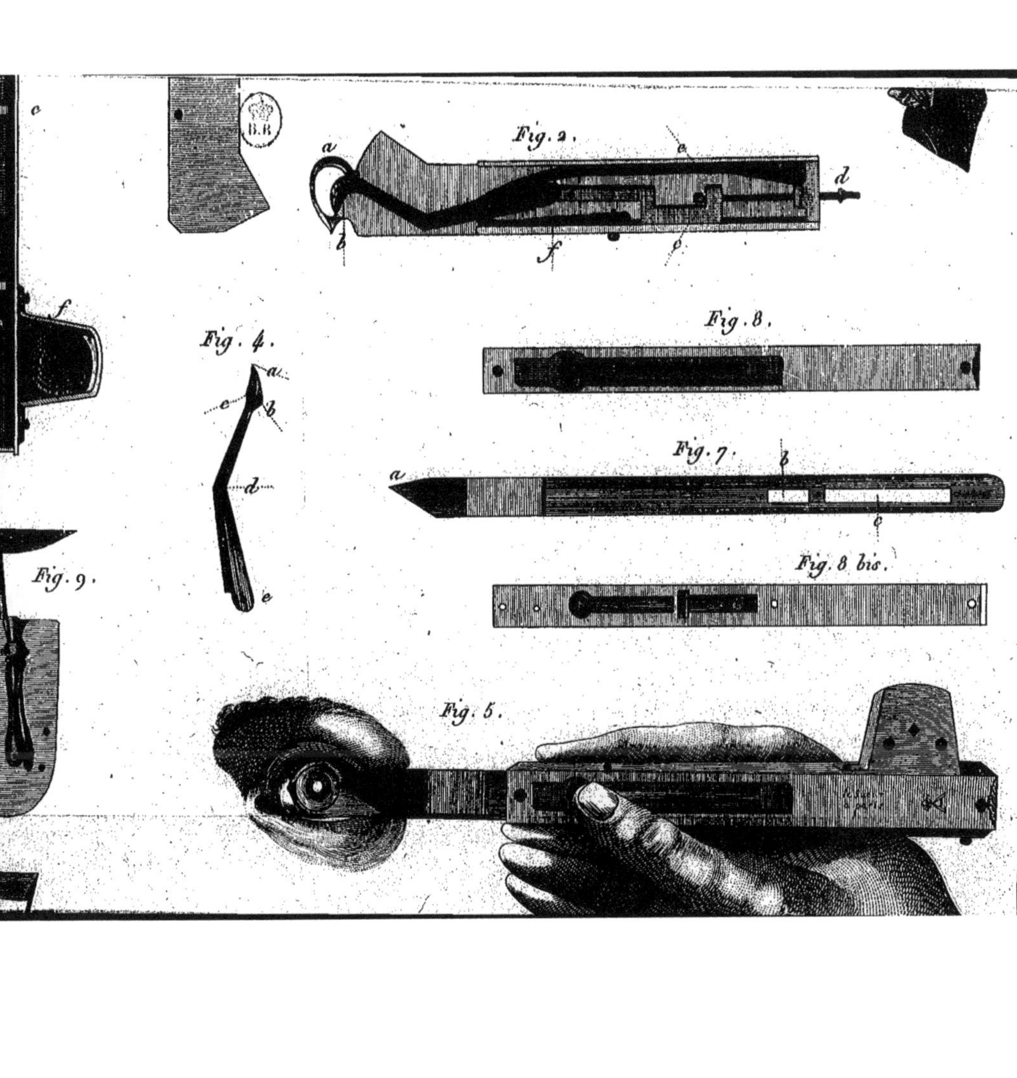
B.R.
Fig. 2.
a
b
f
c
d
Fig. 4.
a
c
b
d
e
Fig. 6.
Fig. 7.
a
b
e
Fig. 6 bis.
Fig. 9.
Fig. 5.

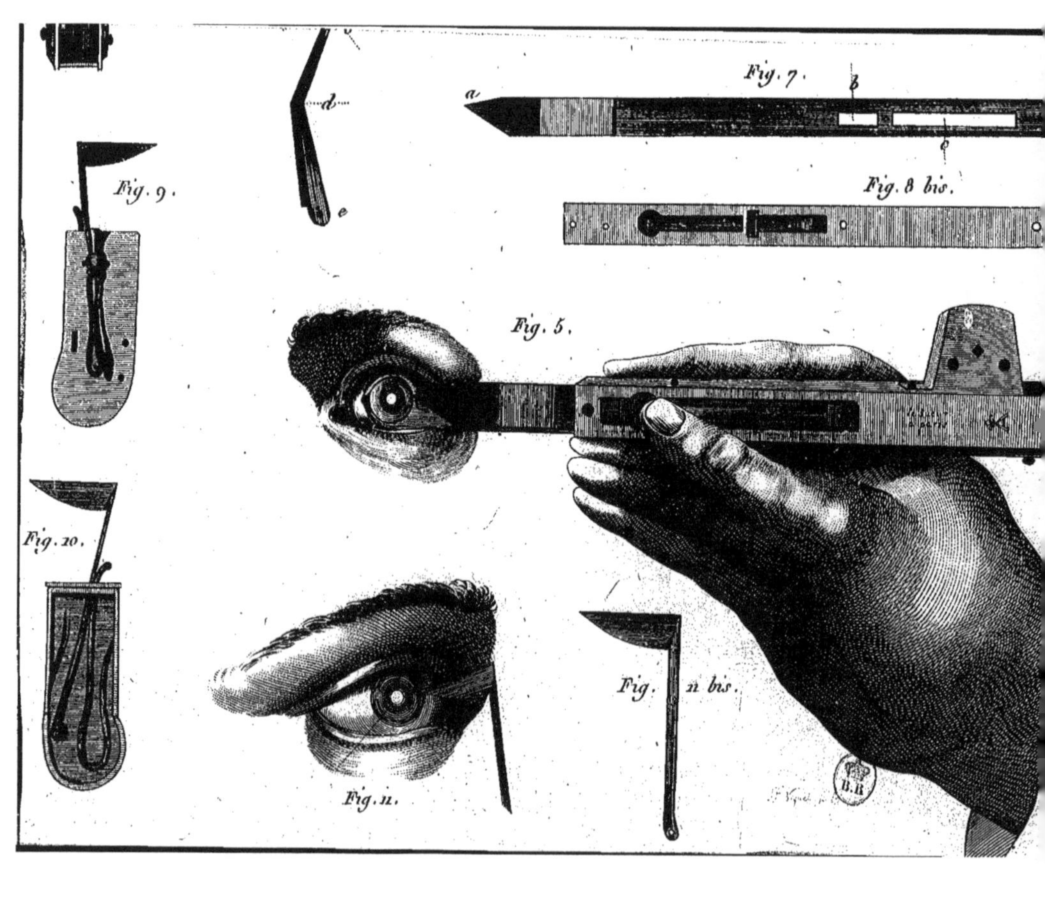

Fig. 7.
Fig. 8 bis.
Fig. 9.
Fig. 5.
Fig. 10.
Fig. 11.
Fig. 11 bis.
a
b
c
d
e

REMARQUES

*Sur un Discours qui a pour objet de préco-
niser l'opération de la Cataracte, faite par
abbaissement; prononcé à Leipsick, le 22
Février, 1783, par Christiernn-Frédéric
Ludwig, Professeur de Médecine (1).*

Lues à la Séance publique de l'Acad. royale de Chirurgie, en 1784.

Plusieurs assertions du discours du
Docteur Ludwig, m'ayant paru mériter
une attention particuliere, vu l'influence
qu'elles peuvent avoir dans la pratique, et
les impressions qu'elles peuvent faire sur les

(1) Discours en réponse à l'invitation faite l'année
précédente par le Docteur Feller, qui, après avoir
établi un parallelle de la conduite et des succès de
deux opérateurs ambulans, à qui il avait vu faire
l'opération de la cataracte par extraction, et comparé
leur méthode avec celle par abaissement, qu'il
avait aussi vu faire par Hebeinstreick, avait ter-
miné son discours par inviter à prononcer laquelle
des deux méthodes méritait la préférence.

H

jeunes Chirurgiens, j'ai cru devoir tracer ici les réflexions qu'elles m'ont fait naître. Leur ensemble n'offrant point la matiere d'une discussion suivie, je me contenterai de citer séparément chacunes des propositions les plus susceptibles d'examen.

§. I.

» Sunt qui crediderunt lentem potiús ex
» oculo educendam esse, inter quos
» FREYTAG, et imprimis DAVIEL, fuerunt
» sanè primi... »

Il est des Praticiens qui ont cru qu'il était plus avantageux d'extraire de l'œil le cristallin ; de ce nombre, FREITAG et surtout DAVIEL, furent les premiers...

FREITAG et DAVIEL ne sont point les premiers qui ayent parlé de l'opération de la cataracte par extraction. Cette opération a été indiquée il y a très-longtemps. AVICENNE parla de quelques opérateurs qui ouvraient la cornée pour extraire la cataracte.....

Trois circonstances singulieres doivent faire époque dans la Chirurgie à ce sujet.

Deux sont consignées par Sain-Yves. La premiere est l'incision qu'il fit à la cornée d'un marchand de Sédan, en 1707, pour extraire un cristallin passé dans la chambre antérieure. Il eut pour témoin de ce fait Méry. La seconde est une semblable opération qu'il eut occasion de faire à un indigent, en 1719. La troisieme, qui, dans l'ordre chronologique est la seconde, est celle dans laquelle Petit, le Chirurgien, se détermina à faire pareille opération à un prêtre, en 1708. Méry, qui avait été aussi témoin de ce fait, donna lui-même les détails de ces deux opérations, à l'Académie des Sciences de Paris, et démontra la possibilité de l'extraction.

J'ajouterai que Babelin, Oculiste à Paris, m'a assuré plusieurs fois que son maître, Woolhouse, avait fait semblable opération et en pareil cas : 1°. en 1694; 2°. en sa présence, en 1727. Comme ces faits ne sont point consignés dans aucun ouvrage rendu public, mais seulement dans les papiers que ce maître avait légués à son éleve, je ne prétends pas m'en rendre le garant. Cependant si on fait attention à ce que Méry ajoute dans son Mémoire, on y verra quelque chose qui a rapport à ce que je viens d'avancer. *Un oculiste anglais*, dit-il, *crut que l'opération conseillée ne réussirait pas, etc.* Or, l'Oculiste anglais qui vivait alors, était WOOLHOUSE, qui n'avait parlé ainsi contre cette opération, que parce que celle qu'il avait faite, en 1694, ne lui avait pas réussi, ainsi que BABELIN en convint, dans nos conversations à ce sujet.

Je ne vois point que FREYTAG ait parlé de la méthode d'extraire le cristallin cataracté. Dans la these que son fils a soutenue en 1721, à Strasbourg, sur la cataracte. Il y est à la vérité parlé de l'*extraction*, non du *cristallin* cataracté, mais de celle de ces *cataractes membraneuses*, par le moyen d'aiguilles crochues. En effet, on y lit §. XII, à la suite de l'historique que ce jeune Médecin fait de deux cataractes opérées par son père, en 1694, que *le cristallin remonta huit jours après l'opération, et qu'ayant laissé passé six mois, il tenta de nouveau de l'abbaisser;* et que » eam mediante acu » hamatâ tentavit, felicissimoque cum suc- » cessu cataractam ex oculo extraxit » *Il tenta de faire cette opération avec une aiguille crochue, et qu'il tira de l'œil la cata-*

racte : opération qui eut le plus heureux *succès*, etc. Il tire de ce fait des conjectures, et dit que si c'eut été le cristallin qui eut été cataracté, il n'aurait pu être amené au dehors avec une aiguille crochue, mais que ce n'était qu'une pellicule *tenace et glutineuse*. Il ajoute §. xiii. » Acui hinc et » quidem hamatæ de novo hœc mulier in » præsentiâ multorum subjecta felicissimè, » amissa lumina recuperavit........ Porrò » autem mihi retulit (parens) quod cata- » racta ex oculo extracta colorem habuerit » albicantem, et quod fuerit valdè g'utinosa » atque tenax..... » *Cette femme, de nouveau soumise à l'opération par l'aiguille crochue, en présence de plusieurs personnes, recouvra la vue qu'elle avait perdue. Or, mon père m'a raconté que cette cataracte étant hors de l'œil, réfléchissait une couleur blanchâtre, et qu'elle était très-glutineuse et tenace.....* (1)

C'est donc à tort que Ludwig cite

---

(1) Voyez ce que Petit, Médecin, a dit dans son Mémoire, inséré parmi ceux de l'Académie des Sciences, à ce sujet, et qui confirme ce que j'avance.

118

Freytag comme étant le premier qui ait parlé, ou opéré la cataracte par extraction. Le mérite d'avoir donné des préceptes pour réduire en méthode cette opération indiquée depuis très-longtemps, doit rester tout entier à Daviel, qui l'a pratiquée pour la première fois, en 1745, à Marseille (1)

§. I I.

» Quos errores et perversas curandi metho-
» dos perstrinxit Guntzius, qui locum
» inter finem processuum et ortum apone-
» vroseos musculi abducentis, ad perfo-
» randam scleroticam, omnium maximè
» educendum censet. »

Guntz, qui a très-bien discuté les erreurs et les mauvaises méthodes qui ont été enseignées, pense que l'endroit où il convient de piquer la sclérotique, dans l'opération par abbaissement, et le point le plus favorable, est celui qui est situé entre la fin des procès-ciliaires et l'origine du muscle abducteur.

Il est vrai que Guntz b'âme dans le se-

<hr>

(1) Voyez les Mémoires de l'Académie de Chirurgie de Paris. Tom. 2, *in* 4°.

cond chapitre de sa Dissertation , qui a pour titre : *Remarques sur la nature et sur la cure de la cataracte ;* » De suffusionis » naturâ et curatione animadversiones. Res- » pondente J. Phil. Schnitzlein, Lipsiæ, » 26 juin, 1750. » Il blâme, dis-je , les différens préceptes qui ont été donnés sur l'endroit où l'on devait piquer la sclérotique, pour abbaisser la cataracte. Ludwig aurait dû remarquer que Guntz, au chapitre troisieme de sa dissertation, § v, rend justice à Petit , d'avoir déterminé ce point si essentiel à choisir , et sur lequel Guntz ajoute que ce praticien ne laisse rien à desirer (1), et que ce n'est que d'après lui qu'il pense qu'il n'y en a pas de plus favorable à choisir, pour faire sans danger cette opération. Il paraît que Ludwig n'a pas eu connaissance des Mémoires de Petit , insérés dans ceux de l'Académie des Sciences de Paris, années 1725 et 1726.

____

(1) » *Fuit autem de hâc re a PETITO sic actum* » *ut..... nihil facile inventurus sit ; quod reprehendi* » *queat...... »*

§. III.

» A læsis choroidæ vasis non magna incom-
» moda proficisci mihi videntur , quia
» rarò magna oritur inflammatio. »

Il me paraît qu'il ne doit pas survenir de grands accidens de la blessure des vaisseaux de la choroïde , parce qu'il survient rarement de grandes inflammations.

La pratique fait cependant connaître que les inflammations des parties internes de l'œil sont toujours très-graves, et souvent rebelles aux moyens qu'on met en usage pour les combattre. Ce qui est prouvé 1°. par la grande délicatesse de ces mêmes parties internes de l'œil, surtout celle de la choroïde et de ses dépendances ; 2°. par la grande quantité de vaisseaux sanguins et de nerfs dont elle est presque entierement composée. Quantité qui est telle, qu'il n'est pas possible que l'aiguille, dans son trajet, n'en divise et n'en déchire un grand nombre : ce qui doit nécessairement occasionner une in-flammation quelconque des parties internes de l'œil, et produire, en outre, un épanche-ment sanguin entre les membranes du globe.

§. I V.

» Potest acus, aliis observantibus, cellulas
» humoris vitrei dilacerare ; quod, si
» evenit, non ita periculosum judicandum
» est ; atque idem sæpissimè in extrac-
» tione atque multo majore cum periculo
» accidere, quis est, qui nesciat ?

*L'aiguille peut dilacérer les cellulles de
l'humeur vitrée, disent ceux qui blâment
l'opération par abbaissement. Si cela
arrive, il ne faut pas croire que cet accident soit si dangereux. Qu'est-ce qui
ignore que cet accident peut arriver de
même dans la méthode d'opérer par extraction, et qu'il y est bien plus dangereux ?*

Ludwig ne regarde pas comme une chose
bien conséquente, le déchirement des cellules du corps vitré, dans la méthode d'opérer la cataracte par abaissement, tandis qu'il
paraît persuadé que dans la méthode par
extraction, on ne peut blesser ce corps sans
qu'il en résulte une foule d'accidens.

Ne pourrait-on pas, et avec raison, lui
retorquer l'argument, en lui faisant observer

que dans la maniere d'opérer la cataracte par abbaissement, on use de violence sur le corps vitré ; que non seulement l'aiguille passe à travers une partie de sa substance , mais, que par les mouvemens que l'on fait, pour abbaisser le cristallin, on détruit aussi les cellules de ce corps qui se trouvent dans le chemin de l'aiguille , et que l'on déchire avec , la membrane arachnoide qui contient l'humeur vitrée , laquelle peut alors s'épaucher, et s'épanche en effet librement dans l'espace qu'a parcouru et labouré l'aiguille. En supposant que cette humeur épanchée soit resorbée, qu'il soit permis de demander ce que deviendront les feuillets déchirés de la membrane? Ils ne manqueront pas de s'appliquer les uns sur les autres, de contracter entre eux des adhérences, d'où il résultera des filamens plus ou moins sensibles qui nuiront à la vision. Qui nous assurera que ce ne sont pas ces filamens qu'on voit subsister après les opérations de la cataracte faites par abbaissement, que les Praticiens, et MAÎTRE-JAN surtout, ont pris pour des accompagnemens.

Dans l'extraction, au contraire, le corps vitré ne suit le cristallin que dans deux circonstances ; savoir : 1º. dans le cas où ce corps aura déjà souffert un commencement d'altération, et que par la destruction des feuillets de la membrane arachnoïde qui enveloppe et retient, lorsqu'elle est dans son état naturel, l'humeur vitrée, celle-ci sera alors plus disposée à s'écouler. 2º. Dans le cas où on aura pressé trop fortement le globe de l'œil, pour en faire sortir le cristallin, surtout si on n'a pas incisé suffisamment la cornée. Alors la portion du corps vitré sortie peut être séparée de son tout par un coup de ciseaux, ou étranglé par la cicatrice de la cornée. Il est vrai que dans cette dernière circonstance, la pupille reste difforme, on en sent la raison ; mais il ne survient pas ou presque pas d'accidens, c'est ce que Richter assure avoir observé plusieurs fois (1), et ce que j'ai eu moi-même occasion d'observer aussi dans quelques opérations que j'ai faites (2), et j'ai toujours été surpris de ne pas voir survenir les accidens que Ludwig annonce.

---

(1) Dans son Traité de la Cataracte, imprimé en allemand à Gottingen, en 1773, chap. 3.

(2) Particulièrement chez un homme que j'ai opéré à l'Hospice du Collège de Chirurgie, en 1785, qui a guéri sans accidens et sans difformité.

§. V.

» A plerisque affirmatur locum habere non
» posse depressionem, si cataracta mollis,
» vel semi-mollis fuerit; quamvis multam
» præ se ferat speciem illam quam nos
» commendamus curandi viam, si suffusio
» vel mollis, vel semi-mollis fuerit, multò
» feliciùs quam extractionem adhiberi....»

Beaucoup de Praticiens assurent qu'on ne peut faire l'opération de la cataracte par abbaissement, si la cataracte est molle ou à demi molle. Outre les avantages que présente la méthode curative que nous recommandons, on l'employera avec bien plus de succés que l'extraction, soit que la cataracte soit molle ou à demi-molle.

Une autre difficulté alléguée contre l'opération par abbaissement, est que si la cataracte est molle, on ne peut l'abbaisser. Ludwig assure le contraire, et dit que dans ce cas, l'opération n'en sera que plus heureuse. Ce Professeur paraît répondre à l'objection, d'après ses connaissances et son expérience particulieres : mais il est aisé de reconnaître par ce qui su't, et qui établit une liaison intime ave l'objet principal de son Mémoire, ou discours, qu'il n'a fait que rapporter ce qui a été avancé par PERCIVAL-POTT, ainsi que je m'en suis convaincu par l'examen attentif de ce qu'il dit dans le second volume de ses Œuvres Chirurgicales, traduites de l'anglais sur la 2e. édition, page 497 et suivantes. Je n'ai point en vue ici d'attaquer POTT; je ne m'occuppe que de ce qu'a avancé en public LUDWIG, abstraction faites des sources dans lesquelles il a puisé.

LUDWIG donne la raison suivante de l'heureux succès que l'opération par abbaissement aura, plutôt que celle faite par extraction, dans le cas où la cataracte sera encore *molle* ou *à demi-molle*, c'est-à-dire *non mûre*, suivant l'expression des anciens. C'est que cette cataracte venant à être pénétrée par l'humeur aqueuse, elle sera promptement dissoute par cette humeur. Il insiste sur ce point. Si son assertion était bien fondée, pourquoi se trouverait-elle en contradiction avec ce que l'expérience a prouvé tant de fois? En effet combien de cataractes ont été opérées par la méthode ancienne, en qui on n'a point trouvé les preuves de cette dissolution. Si les circonstances n'ont pas permis d'examiner tous les yeux opérés, après la mort des sujets, il faut cependant convenir qu'un assez grand nombre l'a été, pour que, de la réunion des observations faites à ce sujet, on en ait pu tirer des inductions utiles pour la pratique. MAÎTRE-JAN a disséqué des yeux, trois mois après avoir été opérés. Il a trouvé les cristallins dans la partie inférieure de l'œil encore entiers, et nullement dans un état de commencement de dissolution (1). J.-L. PETIT a eu occasion d'en disséquer beaucoup, ainsi que nombre d'autres Anatomistes Ils ont tous trouvé les cristallins à-peu-près tels qu'ils paraissaient avoir été avant qu'on les eut abbaissés.

Mais sans aller chercher dans les cadavres les preuves de cette *non-dissolution*, jettons seulement les yeux sur ce que j'ai dit plus haut avoir donné lieu à l'opération par extraction : c'était des cristallins passés dans la chambre antérieure, soit au moment que

---

(1) Maladies de l'Œil, chap. III, observ. IV, n°. V, VI, VIII, page 119 de l'édition in-4°.

l'on faisait des tentatives pour les abbaisser, soit quelque temps après avoir été abbaissés, à moins qu'ils n'y ayent passés *naturellement* (si je puis me servir de cette expression). Car on sent à merveille que pour qu'ils se soient trouvés logés là, il a fallu que quelque indisposition ou quelques accidens eussent précédé, et ayent été assez actifs pour détruire la capsule ou ses adhérences, et procurer au cristallin la liberté de sortir de sa place. On ne peut aussi disconvenir que dans l'une ou l'autre de ces circonstances, les cristallins ne fussent hors de leurs capsules, et que, placés dans la chambre antérieure, ils étaient en proie à toute l'action de l'humeur aqueuse, où, suivant l'assertion de Ludwig, ils auraient dû y être dissous et détruits, loin d'exciter les accidens qui ont nécessité leur extraction.

Combien parmi nous ont eu occasion de voir des malades qui avaient été opérés de la cataracte par la méthode de l'abbaissement, chez lesquels on appercevait encore, plusieurs années après, le cristallin plus ou moins près du bord de la pupille, et entier ?

Première observation. J'ai vu à *Bussi-en-othe*, la veuve DÉZERVILLE, âgée de quatre-vingt ans et plus. TAILORD lui avait fait l'opération de la cataracte par abbaissement sur les deux yeux, une vingtaine d'années avant. Elle voyait assez bien. Sa vue s'était conservée ; mais on remarquait à l'œil droit, le bord supérieur du cristallin qui avait remonté un peu, quelque temps après l'opération , et paraissait derriere la pupille, dont il remplissait le segment inférieur. Dans l'œil gauche , le cristallin déprimé, s'appercevait cependant, lorsque la pupille était fort dilatée, et qu'on regardait dans l'œil de haut en bas.

Deuxieme opération. J'ai vu un homme à *Seignelay*, chez lequel le cristallin de l'œil gauche avait été abbaissé. Il ne voyait point du tout de cet œil, quoique la pupille fût nette. On distinguait sensiblement au-delà des petits flocons blancs que MAÎTRE-JAN a appellé *accompagnemens*, que RICHTER, POTT et plusieurs autres ont assuré devoir être dissous par l'humeur aqueuse avec le temps.

Troisieme observation. Etant Eleve à l'Hôtel-Dieu de Paris, je fus chargé de panser

panser un vieillard blessé ; il avait deux cataractes, de la nature de celles que les auteurs ont appelé *branlantes*. Les cristallins se mouvaient aisément, et souvent présentaient leur bords inférieurs dans la chambre antérieure. Ils ne paraissaient pas avoir été attaqués par l'action de l'humeur aqueuse.

Quatrieme observation. En faisant des recherches à l'hôpital de la Salpétriere, relativement aux maladies des yeux. Je vis une femme qui avait été opérée longtemps avant par HILMER. Le cristallin divisé en plusieurs morceaux était presque tout déprimé. La capsule avait été déchirée. On voyait cependant derriere la pupille , une petite portion de cette membrane devenue opaque, et une partie du cristallin qui flottait dans l'humeur aqueuse, sans y avoir été dissoutes.

On voit dans ces quatre observations que les cristallins et les débris de leurs capsules flottaient dans l'humeur aqueuse, et qu'ils étaient par conséquent dans le cas d'être attaquées par cette humeur, ce qui n'est cependant pas arrivé. Pourquoi ce phénomene n'aurait-il eu lieu que sous les yeux de LUDWIG et

I

de ceux dont il adopte la façon de voir et de penser? Si l'humeur aqueuse avait la faculté ou la propriété de dissoudre le cristallin ou ses fragmens, pourquoi les anciens auraient-ils fait tant d'attention à ces prétendus accompagnemens? Pourquoi auraient-ils craint de faire l'opération, avant que la cataracte eut acquis la *maturité* dont ils la croyaient susceptible? Pourquoi des mois, des années mêmes, après avoir fait l'opération par abaissement, se seraient-ils trouvés dans la nécessité de la faire de nouveau, non pas seulement une seconde fois, mais plusieurs? Dans l'opération par abaissement, la capsule du cristallin est, ou doit être toujours déchirée assez pour que l'humeur aqueuse puisse la pénétrer. Car quoiqu'on ne l'attaque pas supérieurement et à sa partie postérieure, il faut que la division se propage jusqu'à son bord inférieur, pour que le cristallin puisse en sortir et être abaissé facilement, autrement on tiraille la couronne ou le ligament ciliaire, et la cataracte *fait ressort.*

Sans aller chercher ce qui se passe dans l'opération par abaissement à ce sujet, je ferai remarquer que dans l'opération par extraction, on divise toujours, ou presque toujours, la capsule à sa face antérieure, et que cette division doit favoriser par la suite le contact et l'action de l'humeur aqueuse sur les fragmens, soit du cristallin, soit de l'humeur de MORGANY, soit de la capsule elle-même, qui seraient restés après l'opération, et qui, suivant le système de RICHTER, de POTT et de notre auteur, devraient être bientôt dissous. J'observerai encore que dans cette méthode par extraction, encore plus que dans celle par abaissement, il ne devrait point survenir de cataracte secondaire, et le malade devrait voir parfaitement après l'opération, ce qui n'arrive cependant pas, ainsi que le prouve l'expérience ; d'où on peut conclure avec raison, que ce n'est pas l'humeur aqueuse qui dissout les parties qu'elle touche ; et que pour ces portions cataractées, restées dans l'œil après l'opéraration, s'y dissolvent, il faut qu'il y ait en elles, et dans le sujet, des dispositions qui favorisent cette fonte ou cette dissolution.

Sans m'écarter du point que j'ai attaqué, je ferai observer que LUDWIG compte cependant si faiblement sur l'action seule de l'humeur aqueuse, que pour favoriser son action, il dit qu'il adopte volontiers la pratique de son ami MOHRENHEIM, qui, dans ce cas, aide l'opération de la nature avec une dissolution de vitriol de Chypre dans de l'eau distillée, avec laquelle il fomente l'œil (1).

Cinquieme observation. Pour m'assurer de la vertu dissolvante du vitriol de Chypre, j'ai plongé dans sa dissolution, le cristallin d'un bœuf, celui d'un cheval et plusieurs cristallins humains ; les uns extraits des cadavres, les autres tirés par l'opération de la cataracte par extraction, tous dépouillés de leurs capsules, et les y ai laissé tremper plus ou moins de temps, même pendant un mois, avec la précaution de changer souvent la liqueur. Ces corps, loin de s'y dissoudre, s'y sont singulierement durcis, y sont devenus opaques et y ont contracté une couleur bleue ; le tout en très-peu de jours.

Je demanderai encor si l'humeur aqueuse est aussi active qu'on le prétend ? Je ne puis le croire. Examinée chimiquement, c'est un vrai phlegme insipide, qui ne donne aucuns produits animaux ; elle s'évapore sans laisser de résidu, et ne reçoit aucune altération de

---

(1) *Utitur in illo casu celeb.* MOHRENHEIM *vitriolo cœruleo in aquâ ad collirium soluto.....*

la part du feu, ni des acides, ni des esprits ardens, ni des sels. Peut-elle donc altérer le cristallin et ses dépendances? Non.

§. V I.

J'AI dit ailleurs que les expériences que LUDWIG avait faites, l'avaient conduit à une observation qui n'est peut-être pas indifférente à connaître et à apprécier : savoir que le cristallin d'un animal bien portant, et dont l'œil n'est point altéré, ne s'abaissait pas aussi aisément, et qu'il survenait après l'opération des accidens beaucoup plus graves que dans le cas contraire, etc.

» Deprimitur enim lens sana multo difficilior
» quam quæ corrupta est, et accedit dein
» etiam a læsione gravis et insignis in-
» flammatio, etc. »

Car un cristallin qui est sain, s'abaisse bien plus difficilement que celui qui est malade. A la suite de l'opération (que l'on fait dans le premier cas) il survient une forte et violente inflammation…

LUDWIG n'a pu se refuser à l'évidence, Il est cependant aisé de reconnaître qu'il n'a fait nulle attention aux réflexions que devaient lui suggérer ses observations. Je vais donc faire en sorte de jetter quelque jour sur cet objet, en faisant part de ce que l'expérience m'a fait remarquer depuis une vingtaine d'années.

Quoique l'Anatomie comparée et les expériences que l'on a faites sur les animaux, ayent été d'une grande utilité pour le progrès de la Pathologie considérée relativement à l'homme, je ne puis m'empêcher de dire ici que de toutes les opérations faites sur les animaux, à dessein d'en tirer des inductions avantageuses pour pouvoir ensuite les pratiquer sur l'homme ; il n'en est peut-être pas de plus fautive, de moins sûre, et de plus illusoire que celle de la cataracte par la méthode de l'abaissement. Je vais en esquisser les raisons, les bornes de ce Mémoire ne me permettant pas d'entrer dans de très-longs détails.

J'observerai donc qu'il n'est pas possible de piquer l'œil, chez les animaux, avec l'aiguille, dans le point désigné par PETIT, comme le plus favorable pour bien réussir dans cette opération, c'est-à-dire, à deux lignes et demie de l'union de la cornée avec la sclérotique. 1°. Parce que chez presque tous les quadrupedes, la cornée occupe toute l'étendue que peut offrir l'ouverture des paupieres, qu'on ne découvre à peine et encore que fort peu de la sclérotique, et toujours pas assez pour avoir la facilité de piquer dans le point désigné pour éviter la multiplicité des accidens, et pour pouvoir ranger commodément le cristallin dans la partie inférieure de l'œil, suivant les regles et les dimensions qu'a donné PETIT ; distances de la cornée qui, chez les animaux, doit être autre que chez l'homme, eu égard au volume et à la forme particuliere des yeux de chacun d'eux et de celles de leurs cristallins. 2°. C'est qu'on ne peut faire tourner l'œil de l'animal du côté du grand angle, assez pour trouver et saisir ce point, ce qui fait qu'on pique toujours trop près de la cornée, et qu'on ne touche le cristallin que par son bord, plutôt antérieurement que postérieurement. 3° C'est que l'animal qui se sent piqué fait aussitôt mouvoir son œil en tout sens, ce qui tiraille l'aiguille, une fois engagée dans l'œil, et rend l'opérateur peu sûr de ce qu'il fait.

Ces trois circonstances peuvent bien suffire

pour donner naissance aux accidens qu'a observé Ludwig ; mais il en est d'autres qui n'ont pas moins d'influence qu'elles sur le non-succès de cette opération chez les brutes. 1°. *Ce* ne *sont* point *les paupieres qui gênent*, chez eux, comme on a voulu l'insinuer, ni *qui appuyent fortement sur le globe, pour le refouler dans l'orbite.* C'est l'action des muscles et particulierement celle du muscle orbiculaire ou suspenseur , qui retire à lui le globe ; action qui est encore augmentée chez quelques-uns par le cartilage qui conduit et favorise le développement de la troisieme paupiere ; parce qu'en effet il s'avance d'autant plus sur les parties antérieures du globe de l'œil, que celui-ci entrainé vers le fond de l'orbite, presse plus fortement sur son extrémité postérieure. Ce cartilage est très-gros et très-sensible dans le cheval ; d'ailleurs chez cet animal comme chez tous les autres , il est facile de se rendre maître des paupières ; celà n'empêche cependant pas la rétraction du globe vers le fond de l'orbite. 2°. L'œil d'un quadrupède est tiré d'autant plus fortement vers le fond de l'orbite, que cette cavité n'étant point osseuse dans tous les points, il est des endroits libres par où peuvent fuir les graisses qui sont au derrière de l'œil à mesure que celui-ci s'enfonce. 3°. La différence de la structure du volume et de la situation du cristallin des animaux, contribue encore beaucoup à rendre les opérations que l'on pratique sur eux, fort équivoques. Chez l'homme le cristallin est peu épais, ses convexités sont peu saillantes ; son diametre est le double au moins, plus long que son axe ; son bord offre un tranchant fort aigu ; c'est un vrai biseau, où un coin. Il n'occupe qu'une très petite place dans l'œil, et il est placé presqu'au milieu ou centre de l'hémisphère antérieur de l'œil, supposé divisé verticalement de l'angle interne à l'externe, pour former un hémisphere antérieur et un hémisphere postérieur.

Il s'en faut de beaucoup que le cristallin des brutes ait la même figure, les mêmes dimentions et la même position ; il serait trop long de détailler ici toutes ces différences. (1) Ce qu'il y a de certain, c'est qu'en général ce corps est chez eux beaucoup

---

(1) Voyez le mémoire de PETIT, inséré parmi ceux de l'Académie des Sciences de Paris, année 1723.

plus épais, sa convexité postérieure plus saillante que l'antérieure ; son axe n'est guerre que d'un quart ou d'un tiers moins long que son diametre , et dans quelques uns ils sont égaux. Il est situé chez tous bien plus près du centre du globe , comme dans le bœuf. Chez tous les quadrupèdes le bord du cristallin est plus arrondi et présente un angle plus obtus que chez l'homme. Il est par celà même moins bien disposé à se frayer un chemin dans la partie inférieure du corps vitré. Or, il est aisé de voir que toutes choses égales d'ailleurs, si il est possible de les supposer, il doit-être bien plus difficile d'abatre le cristallin chez les brutes et de le placer dans la partie inférieure de l'œil, que chez l'homme; et que des tentatives qu'on feroit pour y parvenir, il en résulterait nécessairement une foule d'accidens. Il ne faudrait pas attribuer ces accidens à la différence qu'offre l'état sain d'un œil, contre un œil dont le cristalin est cataracté, ainsi qu'à voulu le persuader Ludwig.

La différence qu'il y a entre le cristallin de l'homme et celui des bruttes , m'a fait examiner le rapport que ce corps lenticulaire pouvait avoir avec la masse des autres humeurs entre lesquels il est logé.

Sixième observation. J'ai trouvé qu'un œil humain exactement dépouillé de ses muscles, graisses et autres parties accessoires pesait en totalité............ 133 grains,
que les humeurs aqueuses et vitrées pesaient ensemble quatre-vingt-dix-sept grains, ci........ 97
Le cristallin seul, quatre grains ci........................ 4
Les membranes, vingt-neuf grains ci.......................... 29

____

130 grains.

____

Dans la séparation que j'ai faite de ces parties, on voit que j'ai perdu trois grains d'humeur qui seront restés tant sur le tranchant de l'instrument dont je me suis servi que sur mes doigts et sur la table : mais cette perte ne m'a pas empêché de reconnaître que le cristallin de l'homme ne fait qu'un vingt-sixieme des humeurs.

En effet, humeur aqueuse et vitrée
quatre-vingt-dix-sept grains, ci. 97 grains.
Cristallin quatre grains, ci.. 4
Humeur perdue trois gr. ci.. 3

Or cent quatre, ci...... 104
divisé par quatre, ci......... 4

(6
donne vingt-six gr., ci........ 26

L'œil de beuf pareillement dépouillé de
ses accessoires pesait en totalite 616 grains.

S A V O I R :

L'humeur aqueuse et vitrée ensemble trois
cent quatre-vingt-quinze grains , ci. 395 gr.
Le cristallin quarante-six , gr. ci. 46
Les membranes cent soixante-dix, ci. 170

....611

Dans cette expérience j'ai perdu comme
dans la précédente cinq grains ci 5

616

J'ai trouvé que le cristallin de cet animal formait un neuvieme et un peu plus de la masse total des humeurs, ce qui est bien plus considérable que chez l'homme.

En effet les humeurs ensemble trois cent quatre-vingt quinze grains, ci. 395 grains.
Le cristallin quarante-six g. ci. 46
Humeur perdu cinq grains, ci. 5

Or quatre cent quarante-six ci 446
Divisé par quarante-six ci....... 46
(32
donne neuf un trente-deuxieme, ci. 9 $\frac{32}{46}$

De ces deux extrêmes et des descriptions des yeux des animaux éparses dans les auteurs dans les collections académiques étrangères et dans les mémoires de l'académie des sciences de paris, on peut conclure que de tous les animaux c'est l'homme qui a le plus petit cristallin et le plus *tranchant*. Si je puis me servir de cette expression : qu'il est bien plus facile d'attaquer et de déplacer ce corps chez lui, que chez aucun autre animal : que l'opération tentée sur ces derniers par la méthode de l'abaissement sera toujous accompagnée d'accidens plus ou moins graves, qui empêcheront qu'on ne puisse tirer des inductions favorables et concluantes pour établir une parité entre elle et celle à faire sur l'homme.

§. V I I.

Qu'il me soit permis de faire remarquer ici combien on doit être en garde contre l'érudition imposante des Allemands. Le desir ou l'affectation qu'ils mettent à vouloir paraître profondément instruits, leur fait souvent citer des auteurs qu'ils ne connaissent que sur le témoignage des autres, sans avoir pris la peine de vérifier leurs assertions.

Il existe dans le discours de LUDWIG une preuve bien convaincante de ce que j'avance, et j'en ai laissé appercevoir quelque chose dans le premier paragraphe de ce mémoire à l'occasion de FREYTAG.

« TAILORD utebatur, teste J. Z. PLAT-
» NERO, acu, quæ cum illa convenit et
» quam SHARP depinxit.... »

143.

« Tailord *se servait, suivant le témoi-*
» *gnage de* J. Z. Platner, *d'une aiguille,*
» *semblable à cellè que* Sharp *a décrit* ».

En effet Ludwig, en traitant des instruments, recommandés ou inventés pour faire
l'opération de la cataracte par abaissement,
désigne les différentes formes d'aiguilles dont
se servait tel ou tel praticien. Il les nomme, il
cite leurs ouvrages : mais il est aisé de voir qu'il
n'a pas puisé ce qu'il avance, dans les sources
mêmes, et qu'il s'en est rapporté à ce qui a
été dit ou écrit par quelques-uns d'eux. Je ne
rapporterai qu'une exemple de cette négli-
gence, vis-à-vis d'un auteur moderne très-
connu.

Il cite Tailord, et dit que cet oculiste,
suivant le témoignage de Platner, se servait
d'une aiguille semblable à celle dont Sharp
a donné la figure. Si Ludwig eût confronté
ce que dit Platner à ce sujet, avec l'ouvrage de Tailord, il aurait vu que ce dernier
se servait de trois aiguilles, pour faire l'opération de la cataracte, par abaissement.
Avec la première, qui était ronde et légérement
pointue, il piquait les membranes; avec la
seconde, dont la pointe était applatie et terminée en forme de lance, il pénétrait jus-

qu'au centre de l'œil, examinait les adhérences que pouvait avoir le cristallin, incisait
ensuite sa capsule postérieurement, et divi-
sait un peu les cellules du corps vitré à sa
partie inférieure, afin que le cristallin put
se glisser plus facilement dans la partie basse
de l'œil. Sa troisième aiguille, qui était platte
comme la précédente, mais sans pointe,
mousse et arrondie, légérement concave dans
l'une de ses faces, il la dirigeait vers la partie supérieure du cristallin, et appuyait
dessus, pour le déprimer, et le conduire à la
place qu'il lui avait préparé avec la seconde.

Ces trois instruments, ainsi que la manière
de s'en servir, sont décrits fort au long, dans
une dissertation imprimée en langue italienne
qu'à publié TAILORD, qui a pour tître:
*dissertazione sopra l'arte et un nuovo modo
di ristabilire la vista, quando e perduta,
medianté un vizio nel l'humor cristallino,*
etc. *in Persaro* 1755 *in-4°.* de *50 pages* avec
une gravure qui représente ces trois aiguilles et
son bandage pour contenir l'œil sur lequel on
ne doit point opérer.

J'aurais pu attaquer encore quelqu'autres
assertions du discours de LUDWIG: mais
comme j'ai reconnu qu'elles avaient été
combatues

combatues et discutées, soit pour, soit contre, par les partisans respectifs des deux méthodes, je n'ai pas cru devoir répéter tout ce qui a été dit à ce sujet. J'ai pensé que ce précis suffirait pour faire connaître et apprécier ce discours, fait plutôt pour captiver les suffrages des auditeurs à l'instant qu'il a été prononcé, que pour faire loi dans l'art de guérir.

MÉMOIRE

SUR LA NICTALOPIE.

Lu en la Séance publique de l'Académie de Chirurgie, en 1789.

Des personnes dont les yeux ne présentent aucun dérangement sensible , aucun vice organique, voient et distinguent parfaitement bien les objets pendant tout le temps que le soleil éclaire l'horizon : mais la bonté de leur vue diminue sur le soir, au point qu'elles ne voient et ne distinguent plus aucun objet sitôt que cet astre est couché et pendant toute la nuit. La clarté de la lune, le brillant des étoiles, celui des éclairs, la flamme des flambeaux et autres lumieres artificielles ne les affectent pas. Elles restent ainsi dans les ténebres jusqu'à ce que le soleil reparaisse sur l'horizon. A mesure qu'il s'éleve, la faculté de voir et de distinguer les objets renaît avec tous ses avantages, et la nuit ramene la privation absolue de la vue.

K 2

148

Cette alternative singuliere a été inconnue de plusieurs maîtres de l'art. Epiphan-Ferdinand surpris de ce que tous ceux qui étaient ainsi affectés ne souffraient aucune indisposition particuliere et sensible qui put altérer leur santé , est le seul qui ait hésité de comprendre cette affection dans la classe des maladies. La question qu'il fait à ce sujet a paru et paraîtra toujours foit extraordinaire (1), puisque par *maladie*, on entend l'état dans lequel les fonctions de nos organes sont altérées , blessées ou dérangées en quelque maniere que ce soit. Or quand on éprouve ces variations dans la maniere de voir, il est évident que l'organe de la vue est affecté

____

(1) Epiphani-Ferdinandi *philosophi et medici.* *centum historiæ , observationes et casus medici.* *Venetiis* , 1621, *in-fol.*, page 156, *hist.* 51. « *Sed* » *antequam ulterius* (art.) *progrediamur.* Contingit » dubitare : *Nam* non videtur esse nictalopia affec» tus præter naturam seu symptoma ; nam homini» bus fere cunctis optimâ corporis valetudine valen» tibus, quasi fatali lege sanositum est ut de die » videant, nequaquam de nocte , quare non videtur » esse affectus præter naturar. et propterea in hac » nostrâ morborum et symptomatorum historiâ non » fuerit annumerandus. »

pendant la nuit et que ses fonctions sont lésées ; c'est donc une maladie réelle, qui doit être comprise dans le nombre de celles qui affectent l'œil.

Le nom qui doit servir à la désigner est un point sur lequel les auteurs n'ont pas été trop d'accord jusqu'à présent. Si on consulte Paul-Zacchias (1) et J.-G. Berger (2), ou serait tenté de croire qu'Hippocrate a, le

---

(1) *Pauli-Zacchiæ questiones medico-légales. Edit. 3ª., Amsteled. 1651, in-fol. lib. 2, tit. 3, quæstio X, n°. 12.* « *Esse eam affectionem ubi quis neque matutino neque vespertione tempore videt.* Sed notandum non-mullos, ut refert MERCURIALIS, voluisse nictalopem esse ubi qui *interdiu non videt, noctu maxime.* Cum tamen constet ejus opinionis non solum fuisse autorem...... HIPPOCRATEM adscribit in isagoge, dicentem, *nictalops ubi interdiu non cernunt, noctu conspiciunt......* quos *nictalopas vocamus qui noctu cernunt.* Tamen nonnulli hanc sententiam improbantes ad hanc HIPPOCRATIS autoritatem respondentes, dicunt esse hic particulam négativam omissam legi que debere, *qui noctu non cernunt. Ante alios ipse* HIPPOCRATES (in libro de equidem.) Ubi eos, qui nocturna cœtudine laborant nictalopes, dici tradit. »

(2) Dissertatio, de morbis oculorum. Wirtembergæ 1698.

premier, jeté de l'incertitude sur cet objet, puisqu'ils ont avancé que ce pere de la médecine avait désigné par le mot Νυκταλωπισ, et ceux qui ont la faculté de voir pendant la nuit, et ceux qui en sont privés. On sera toujours surpris de ce que ces auteurs ont cru HIPPOCRATE capable de pareille contradiction. Il est cependant vrai que dans le second livre de ses prédictions il s'est exprimé ainsi....(1). Οἱ τῆς νυκτος ὁρωντες οὓς δὴ νυκτα-λωπας... h. e.. hi noctu videntes quos sane *nictalopas* vocamus..... *Nous nommons nictalopes ceux qui voient la nuit.*

CELSE, GALIEN (2), ORIBASE (3) et quantité d'autres, tant Grecs qu'Arabes, se sont

---

(1) On trouve dans l'édition de FOES, Genêve, 1657, page 110, dans la seconde section du livre des Prédictions d'HIPPOCRATE.... οἱ δε νυκτὸς ὁρων-τες, οἱς δη νυκταλωπας καλεομεν. Quos nictalopas nuncupamus qui noctu cernunt.

(2) *Lib.* 2, *meth.* cap. 2. " *Per vocem* νυκταλωπος *denotat tuberculum quod noctu visum aufert.* „

(3) « *De loc. affect. curatione, lib.* 4, *cap.* viij, *pag.* 646 ; *a* RORARIO *interprete, Venetiis* 1553, *in-fol.* Dicuntur autem nictalopes qui per diem clare vident, sed nocte appropinquante deterius vident. » La même assertion se trouve dans le *Synopseos* du même auteur, lib. viij, chap. 46, pag. 130.

accordés à rappeler *nictalopie* la perte de la vue pendant la nuit; d'où il est résulté la diversité du sens attaché à cette dénomination. Les uns, d'après ARISTOTE (1), comme B. CASTEL (2), BOERAAWE (3) et HALLER (4) sont partisants d'HIPPOCRATE; les autres adoptent le sentiment des Arabes. Il est même quelques-uns qui, entraînés par l'autorité de P. ZACCHIAS (5), de PAUL d'ÆGINES (6), de BERGER (7) et autres, n'ont

---

(1) De génératione animalium, lib. V, cap. ɪ.

(2) BARTOLOMÆI CASTELLI, lexicon medico-græco-latinum, ex HIPPOCRATE, GALENO, AVICENNA, Venetiis 1607..... « Qui noctu melius vident quam interdiu, mirum est non nullos interpretes contra ætymologiam vocabuli et usitatam acceptionem explicare de nocturna cæcitate, sive lusciositate, ubiquidem FOESIUS fecit. »

(3) De morbis oculorum prælectiones publicæ, 1748, in-12. cap. 3 et 4.

(4) In commentariis ad institutiones BOERAAWII.

(5) Lieu cité.

(6) De re medicâ, lib 3, cap. 22, pag. 36. Paris, 1532, in-fol. Cet auteur s'autorisant de quelque passage d'HIPPOCRATE, prétend que par *nictalopie*, on doit entendre la cécité nocturne....... " Nocturna cæcitudo vitium est quod per diem homo cernit, sole dein occiduo, obscurius, noctu omnino nihil. »

(7) Lieu cité.

pas fait difficulté d'avancer que le mot *nic-talopie* pouvait et devait signifier et *la cécité nocturne*, *et la plus grande faculté de voir pendant la nuit*.

Comme on ne peut raisonnablement penser que le même mot puisse désigner les deux états contraires, il convient d'en fixer la vraie signification pour éviter toute équivoque. C'est à l'étymologie qu'il faut avoir recours. Elle prouve que le mot *nictalopie* signifie incontestablement la *cécité nocturne*, puisqu'il est composé, suivant le plus grand nombre des auteurs, de plusieurs mots grecs, savoir : Νὺξ, nox, *nuit*; αλη, error, *erreur*; et ωψ, visus, *vision*; ce qui veut dire, *erreur de la vue pendant la nuit*. On peut donc justifier HIPPOCRATE sur la double signification qu'on a cru qu'il avait donné au mot *nictalopie*, puisque regardant comme un état contre nature, et la faculté trop grande et extraordinaire de voir pendant la nuit chez certains sujets et la perte de cette faculté ordinaire chez d'autres, il s'est contenté de le désigner par ces mots: *erreur de la vue pendant la nuit*, exprimés en sa langue par le seul terme générique Νυκταλωπία.

Ce qui paraîtra toujours étrange, c'est que parmi ceux qui ont interpreté les ouvrages de ce pere de la médecine, il ne se soit trouvé que Foes (1) qui ait donné le mot propre et la véritable maniere de désigner la *cécité nocturne*, et N. Rorarius qui ait assuré qu'il y avait erreur dans le texte d'Hippocrate (2) ; aussi Houllier (3)

---

(1) Edit. Hippocrat. Genêve, in-fol. 1657. On trouve l'explication de la préface du discours de Galien sur Hippocrate, article N. Νυκταλωπις. οἱ της νυκτος Αλαυι....., et dans un autre endroit, savoir dans l'explication du livre d'Hippocrate, sur la finesse de la vue, page 736 , on trouve : « Νυκταλωπα pro occulorum vitio poni, et luscitionem Foksio dici Scriprimus......... „

(2) Contradictiones dubia et paradoxa in libros Hippocrat., Galen. etc., a Rorario, Venetiis, 1572, in-12. page 457. " Manifesta est contradictionis enodatio tum ex Oribasii.......... tum etiam magis, ex ipsâ nominis etymologiâ. Νυκταλοψ, etenim dictio derivata atque deducta est παρα τὸ ἐν τῇ νυκτὶ αλαθαι....., hoc est, quia in nocte obcæcatio fiat, ab A privat. et λαιιν, quod est non videre et Νοξ Νυκτισ, quod nox sonat, ita ut votum hoc significat, noctu non videre. „

(3) Jacobi Holleri stempani medici parisien-

pour conserver le sentiment d'Oribase (1),
d'Ætius (2), de Paul d'Ægine (3), d'Ac-
tuarius (4), d'Alexandre de Tralles (5)
et de beaucoup d'autres, a fait dériver le
mot Νυκθαλωπια de Νυκτος *noctu* et d'Αλαος,
cœcus, ce qui veut dire *aveugle de nuit*.
Martini (6) a démontré qu'à ces mots on
pouvait joindre celui de ωπι, *oculo*, ce qui
donne *noctu cœcus oculo*.

---

ais, de morbis internis; Paris, in-12. 1571. lib. 1.
cap. 20, pag. 79, verso.... " In nictalope visus it i-
dem diminitus est, sed quod symptomata diversa
quod interdiu videant, sole occidente obscurius,
noctu nihil, quasi ἐ της νυκτος αλαος, id est, noctu
nihil videns. „

(1) Synopsis, lib. viij, cap. 48, pag. 130.

(2) Tetrabilion II, Serm. 3. "Nictalopas, vocant,
qui die quidem vident, occidente vero sole obscurius, dein de noctu penitus nihil cernunt. „

(3) De re medicâ, lib. 3.

(4) Method. Medend.

(5) Opera omnia, lib. 2, cap. 6, edit. 1556, in-8°.
Basileœ, sic...... περι Νυκταλωπος λιιφ.., 5... προσ
τοις λιατοψι μη Βληπουτασ, ουτ γυκταλωπασ ωγωμαξησ,
γιτρον, τριψασ μιλυθατοσ παταμιν χιαω. h. e. De nic-
talopis, cap. 5. " Ad eos qui serro non cernunt,
quos græci *nictalopas* appellant, nitro ex aquâ flu-
riatili trito utitor. „

(6) Lex physiologica.

Plinne reconnaît que la *nictalopie* est une faiblesse de vue qui ne se manifeste que le soir, puisqu'en parlant des chevres, il dit qu'on fait manger le foie de ces animaux à ceux qui ont perdu la finesse de la vue le soir, et que pour cela on nomme *nictalopes* (1). Celse est du même avis (2). Nonius, Fæstus, Varro (3) et autres s'accordent à appeler *lusciosi* ceux qui ne voient point le soir, pas même à la lueur d'une lumière artificielle. La maniere de

---

(1) Histoire naturelle, édition du Dupinet, Lyon, 1581, *in-fol*, liv. 8, chap. 50, pag. 332, lig. 16. *On dit quelles* (les chevres) *voient aussi bien de nuit que de jour, et que par ce moyen leur foie est bon à manger pour faire recouvrer la vue à ceux qui ne voient rien quand il est nuit, et que l'on nomme* nictalopes.

(2) De re medicâ, lib: 6, cap. 6.

(3) Nonius Marcellus, de proprietate sermonum. Parisiis, 1411, in-fol. art. L. n°. LXII. " Lusciosi qui ad lucernam non vident.. „ — On trouve la même chose dans une édition *in* 4°., dans laquelle les œuvres de ces trois auteurs sont contenus, fol. 18. Varro, lib. viij. " Vespere non videre quos appellat Lusciosos... „ Fæsto, fol. 4. " Luscitio vitium oculorum quod obscurius vesperi quam ante meridie cernit. „

penser de tous les auteurs nous paraît d'autant plus raisonnable , qu'elle est tirée de la
valeur même du mot. En effet, Νυκθαλοσ, suivant Cornelius-Screvelius (1), signifie
Somnolentus , noctem amans. Il le fait dériver de Νυξ Νυκτοσ, nox ou *nuit* , et d'Αλαω,
mot composé de l'Αλφα privatif, *Non*, et de
λαω , video, *voir*, *ne voir pas la nuit.* Signification qui est d'autant moins équivoque
que la racine de ce mot αλαω est αλαοσ ou
louche ou *sans yeux* (2); aussi est - ce
avec raison que cet auteur traduit le mot
Νυκταλοπια, par ceux-ci , *nocturna cœcitudo.*

D'après ce qui vient d'être dit , il est évident que tous ceux qui ont donné au mot
nictalopie une signification contraire , sont
tombés dans une erreur qui décele la légereté avec laquelle ils ont écrits, en rejettant
sur Hippocrate une faute qui n'est que
celle de leur inattention, puisque tout prouve

---

(1) Lexicon manuale græco-latinum , pag. 769.

(2) Le Jardin des racines grecques , mises en vers
français , 1741, page 14, n°. 2. αλαοσ, *ou louche ou
sans yeux*, et dans l'application on lit αλαωτοσ,
νοσ, η, avcuglement, αλαω, rendre aveugle, crever
les yeux.

que ce mot ne peut signifier autre chose qu'un défaut de vue pendant la nuit; *une cécité nocturne.*

Cette maladie, si facile à connaître, ne peut pas être confondue avec les autres qui affectent l'organe de la vue, pas même avec la goutte sereine, comme quelques-uns l'ont fait. Cependant la variété des symptômes qui l'accompagnent souvent, exige que j'entre ici dans quelques détails. Parmi ceux qui sont affectés de nictalopie, il en est qui ressentent dans les angles internes des yeux, des douleurs accompagnées de pesanteur, ainsi que l'a remarqué Epiphan - Ferdinand (1), Forest (2) a vu d'autres qui se plaignaient d'une pesanteur générale de la tête et d'un tiraillement particulier vers la racine des yeux; et il a remarqué chez quelques-uns seulement que la pupille était plus dilatée que dans l'état naturel. G. E.

----

(1) Lieu cité..... " Hic puber, dit-il, dolorem habebat in angulis internis oculorum cum gravitatis sensu, sed de reliquo oculi se habebat. „

(2) Observationum medicarum, etc. Petri Forest alcmariani, Francofurti, 1634, in-fol. lib. XI. obs. 38, pag. 46.

158

Herman (1) confirme cette observation. Kramer (2) dit que chez les nictalopes, l'iris ne jouit d'aucuns mouvements de resserrement et de dilatation sensible , mais que les pupilles paraissent toujours plus ouvertes et plus grandes qu'en ceux qui n'éprouvent aucune affection aux yeux. Debergen (3) qui a observé la même chose, a remarqué de plus que chez ces malades la pupille était aussi plus dilatée pendant le

---

(1) Primitiæ physico-medicæ ab iis qui in Poloniam et extra eam médicinam faciunt collectæ. Tom. 1. pag. 236. " Nullus quando invadebat caligo, aderat capitis dolor , aut alii adfectus, sed aliqualem persentiebant capitis imbecillitatem , nullum in oculi vitium...... ,, Il ajoute... " In quibusdem pupillæ dilatationem majorem observasse. ,,

(2) Medicina castrensis, tom. 1, pag. 92... " Tales nictalopes non adeo iridis motu constrictorio et dilatatorio gaudere, sed ipsorum pupillæ grandiores semper esse quam in aliis nulli oculorum vitio subjecti. ,,

(3) Dissertatio de nictalopia, 1754, éditia Francofurt ad viardi respondente J. Ch. Weissi , §. XII. Pupillam interdia nictalopibus majorem esse quidem quam sanis , sed ad lumen et umbram perfecte moreri; e contra, de nocte ad lumen candelæ vel lunæ majorem et magis immobilem esse...... ,,

jour que chez ceux qui ne souffraient aucunement ; mais qu'aux uns et aux autres elle était susceptible de se dilater ou de se resserrer suivant le degré de lumiere auquel leurs yeux étaient exposés pendant le jour, et que ce n'était qu'à l'approche de la nuit et pendant toute sa durée que ces mouvements de dilatation et de construction n'avaient plus lieu, l'iris restant immobile et la pupille très-large, soit qu'on expose alors l'œil à la lumiere éclatante de la lune, soit qu'on en approche une lumiere artificielle quelconque.

Il y a dans les symptômes de cette maladie quelques différences relatives à la perte totale ou partielle de la vue. EPIPHAN-FER-DINAND (1) dit que les nictalopes qu'il a soigné appercevait un tant soit peu lorsqu'on approchait une grande lumiere de leurs yeux. DEBERGEN (2) assure aussi que son

____

(1) Lieu cité..... " In lumine lucernæ aliquantulum videbat et a propinquo......,. Quelques malades que j'ai vu à *Sens* et à Châteaulandon, étaient dans le même cas.

(2) Lieu cité. §. XI ... " Anlunam splendentem aut lumen candelæ appositæ videat? Respondit : Se utrumque sic satis distincte, nulla autem objer.

malade distinguait assez bien l'éclat de la lune, ou la lumiere d'un flambeau, quoiqu'il ne put distinguer les objets qui en étaient éclairés, tandis que le malade de RIEDLINI (1), et celui dont il est question dans les transactions philosophiques ne voyaient absolument rien (2). Le fait obser-

____

a lunâ aut candelâ in camerâ illuminatâ multo minus stellas unquam videre posse. „

(1) Observationum cinturiæ GEORGII RIEDLINI à VITO RIEDLINO nepote recdatæ, observal 6a primæ centuriæ..... " Puer quidam 16 annorum, mensis mayi, anni 1658, me de affectu suo consulit, quod nimium per tempus, jam bene longum de die satis quidem vesperi obscurius, noctu autem penitus, nihil oculis videbat etiam accensa luce. „

(2) N°. 159, année 1678, par PARHAM.... Voyez la collection académique, partie étrangere, tome II, pag. 607, et tome VII, page 8..... " Il vit à Suffock un jeune homme de 20 ans, qui jouissait d'une bonne vue, et distinguoit parfaitement tous les objets à toutes les distances, sans que ses yeux fussent fatigués: mais dès que la nuit venait, il perdait insensiblement la vue, et ne distinguait plus rien, de sorte qu'il ne pouvait plus se conduire que très-difficilement, même avec la lumière du feu ou d'une chandelle. „

vé en Chine par D'ENTRECOLLES (1) est encore différent. Le sujet dont il parle ne distinguait pas la bougie allumée qu'on lui présentait ; mais disait ne voir qu'un globe de
feu noirâtre et sans aucun éclat.

Il faut encore observer que ces sortes de
malades ne perdent pas la faculté de voir à
l'instant même où le soleil disparaît de l'horizon, mais bien un peu avant cette époque,
et c'est la remarque d'HERMAAN (2), qui se
trouve confirmée par l'histoire rapportée
dans les transactions philosophiques (3). Il

____

(1) Lettres édifiantes, recueil XXIV, page 434...
" La nuit étant venue, son accès lui prend : qu'on
lui présente une bougie allumée, il n'apperçoit dans
la chambre aucun objet éclairé, pas même la
bougie, et au lieu de lumiere il entrevoit comme
un gros globe de feu noirâtre sans aucun éclat. „

(2) Lieu cité..... " Usque ad horam quartam vel
quintam promeridianam bene et accurate videbant,
postea vero visum confundi et imminui percipie-
bant subsecutâ cecitate, ita ut si non statim pete-
rent domum, sine alterius adminiculo, vix viam
invenire valerent. „

(3) Lieu cité.... " Ce jeune homme avait été
affecté de nictalopie depuis l'âge de raison. Cet accident n'avait été causé par aucune maladie : son

en est quelques-uns cependant chez qui elle ne manque qu'après que le soleil est couché. La même différence paraît aussi avoir lieu pour le moment où la faculté de voir revient. Aux uns ce n'est que successivement et à mesure que le soleil approche de l'horizon. Chez d'autres elle revient tout-à-coup en se manifestant à leur réveil, quelquefois même avant le lever du soleil.

Forest (1) a observé que les nictalopes ont la vue plus perçante et plus nette pendant le jour et dans le temps des nouvelles et des pleines-lunes. Que conclure de tous ces faits? sinon que leur variété dépend, sans doute, autant des différences qui se trouvent dans la constitution particuliere des sujets atteints de cette maladie, que des

état était le même dans toutes les phases de la lune, en été comme en hiver. Les lumieres artificielles ou celle du feu ne blessaient point ses yeux. Le froid ne l'incommodait point; il suait beaucoup en travaillant: mais soit qu'il fût dans l'action ou l'inaction, il n'éprouvait aucun changement à sa vue : mais quand le jour baissait, ses yeux s'obcurcissaient insensiblement, comme si ils se couvraient d'un nuage. »

(1) Lieu cité.

différents degrés d'activité de la cause qui la produise.

Cette maladie a lieu dans toutes les régions et sous tous les climats, avec cette différence, cependant, qu'elle règne plus constamment dans certains endroits que dans d'autres, ce qui doit la faire regarder comme *endémique* dans ces contrées; et si il est des temps où on trouve un plus grand nombre d'individus qui en soient affectés dans quelques-unes de ces contrées, (ce qui ne la fait regarder alors que comme *épidémique*), cela ne dépend que de quelques révolutions particulieres à ces endroits, et à la maniere de vivre de leurs habitans. Cela est prouvé par les observations éparses çà et là dans les auteurs, et par celles que l'expérience éclairée du raisonnement nous a fourni dans ce siecle-ci; de sorte qu'en les rassemblant et les comparant, il est facile de concilier les diverses opinions sur l'âge, le sexe, le tempérament des sujets qui sont le plus communément affectés de cette maladie, ainsi que sur les temps de l'année où elle se manifeste le plus ordinairement.

Cette maladie n'est pas aussi rare qu'on pourrait le penser, d'après le peu d'observa-

164

tions rapportées par les maîtres de l'art (1). Nous observerons , 1°. qu'elle ne survient qu'à l'époque de la nuit, et que ceux qu'elle attaque se livrent machinalement au repos et au sommeil. 2°. Que la durée de l'accès est si courte , que les malades en sont souvent quittes avant d'y avoir fait attention. 3°. Que ne dérangeant en rien toutes les autres fonctions nécessaires à l'entretien de la santé , ces malades la supportent avec patience , et ne pensent même pas à demander conseil pour s'en délivrer. 4°. Qu'il est démontré que cette maladie attaque de préférence les gens pauvres , qui vivent d'alimens grossiers et mal sains , ceux qui ne sont pas assez vêtus , et plus encore ceux qui sont exposés aux injures de l'air , sur-tout à l'entrée de la nuit : individus qui, à raison de leurs peu de facultés, ne font ordinairement attention aux maladies dont ils sont

____

(1) Entre autres SCHEYDIUS , qui a dit qu'*elle était très-rare et très-surprenante*. Décur. 1ere., de la 3e. année , observat. 243. — Et THÉODORE ZINGER , qui a assuré *ne l'avoir rencontré que trois fois dans sa pratique*. Voyez sa dissertation *De visu villato*, imprimée à Strasbourg, en 1677. page 25.

affectés, que lorsqu'elles les forcent d'abandonner leurs pénibles travaux.

Premiere observation. Dans les différents voyages que j'ai fais à Château-Landon, j'ai eu occasion de voir plusieurs personnes de la campagne atteints de cette maladie ; malades auxquels on est dans l'usage de donner, depuis un temps immémorial, le nom de *marsouins*, ne sachant, dans ce canton, quel nom donner à cette étrange maladie. On m'en a présenté à Sens un assez grand nombre.

Ce n'est, pour ainsi dire, que depuis qu'on a couru les mers, sous la conduite de gens éclairés et instruits qu'on a fait une attention particuliere à cette maladie. En effet, il est peu de voyageurs qui n'aient insisté dans leur relation sur cet événement singulier, qui avait mis leur équipage en danger. *Une partie de nos gens,* disent plusieurs d'entre eux, *étaient devenus aveugles tout-à-coup.* D'autres, en faisant la description des lieux où ils avaient relâché, soit volontairement, soit par accident, ne manquent pas de noter, et *l'inquiétude dans laquelle les avait plongé la perte subite de la vue de leurs compagnons,* et *la joie dont ils avoient été pénétrés en les voyant si promp-tement guéris.* A cette occasion ils font la peinture de ces nuées ou vapeurs grossieres, qui, élevées de dessus les plages des côtes de la mer, sont portés jusqu'à une certaine dis-tance par les vents, et qui condensées en-suite par le froid de la nuit, retombent sur les vaisseaux et nuisent sensiblement à tous ceux qui sont exposés à leur action. On trouve encore dans leurs relations la descrip-tion de ces gouffres, ou de ces especes de puisards formés naturellement au bas des montagnes, dans lesquels séjournent des eaux plus ou moins chargées d'immondices, dont les exhalaisons portent atteinte à la santé de ceux qui ont l'imprudence ou le malheur de séjourner dans les environs. Ils font encore remarquer combien sont dangereuses les va-peurs qui s'élevent des endroits bas, hu-mides, couverts de bois, peu habités dans l'intérieur des terres, à l'abri de tous les vents, etc.

Je ne finirais pas s'il me fallait donner ici l'extrait de tout ce qui a été écrit sur ce su-jet, et de faire l'énumération de tous les endroits de ce genre dont ces voyageurs ont parlé. Les détails qu'ils nous ont conservés

ont jeté des lumieres intéressantes sur la
cause immédiate de cette maladie (1).

Ils s'accordent tous à reconnaître pour sa
cause essentielle un air chargé de vapeurs
qui s'elevent assez ordinairement le soir des
lieux bas, humides et marécageux dans lesquels il se trouve quantité de végétaux et
d'animaux de toutes espèces, en partie détruits et décomposés par la putréfaction,
parce que pendant le jour le soleil ayant
échauffé l'air et la terre ; la chaleur qu'il a
fait naître diminue d'intensité à mesure qu'il
approche de son coucher, et elle se dissipe
plus ou moins vîte en proportion de la den-

---

(1) Voyez l'Histoire générale des Voyages de
l'abbé PRÉVOT, par le C. DELAHARPE.....; les voyages en *Syrie* et en *Egypte*, par VOLNEY, en 1783,
84 et 85, tome I, page 217....... Les voyages en
Perse, par TAVERNIER, et nombre d'autres.

DON-ULLOA, dit, dans l'histoire de son voyage
au Pérou, " qu'à *Guuyaquil*, province de *Quito*,
les habitans sont fort sujets à nombre de maladies
des yeux, qui vont quelquefois jusqu'à faire perdre
la vue entierement......,, Il les attribue tant aux
vapeurs continuelles qui s'élevent du pays, qu'à la
qualité du terroir, qui est tout de craie, qui les
rend extrêmement visqueuses..... Hist. génér. des
voyages, in-8º., tom. XIII, page 191.

sité des corps qui ont.été échauffés. La terre
et l'eau plus dense que l'air de l'atmosphère
conservent plus long-temps la chaleur qu'elles
ont reçues : mais la matiere du feu qui tend
toujours à se répandre uniformément, s'é-
chappant peu-à-peu, emporte avec elle les
parties les plus subtiles des eaux, et celles
qui se sont détachées des corps qui y sont
plongés ; delà cette humidité qui se répand
insensiblement dans tous les alentours, et
qui pénetrent les habits de ceux que la nécessité oblige de rester exposés à ces émanations : vapeurs ou émanations qui sont
plus sensibles et plus abondantes au printemps et en automne.

Au printemps, parce que les pores de la
terre, modérément échauffés par le soleil,
se dilatent et laissent échapper l'humidité
que le froid de l'hiver avait concentré dans
son sein, et que dans cette saison, le soleil
a assez de force pour fondre les neiges et les
glaces qui couvraient la cime des montagnes,
niais pas assez pour les réduire en vapeurs.
Ces eaux coulant au bas de ces mêmes montagnes, entraînent avec elles des débris de
substances de toute espece, et s'arrêtant tous
ensemble dans les plaiues, en réfroidissent
la surface.

Dans l'automne, au contraire, le soleil ayant perdu de sa force, la chaleur qu'il a communiqué dans le jour, à l'air athmosphérique, est bientôt dissipée. Les vapeurs qui s'étaient élevées sont saisies et condensées par le froid de la nuit. Elles retombent alors sur la surface de la terre, d'autant plus promptement qu'elles sont plus abondantes. Ces émanations ont encore lieu dans certains jours d'été, lorsque après une chaleur assez forte et constante, il survient tout-à-coup une pluie d'orage qui réfroidit subitement la surface de la terre.

Ce sont ces vapeurs, qui n'ayant point été emportées au loin et dispersées par les vents, retombent en forme de rosée, à laquelle on a donné le nom de *serein*. Cette rosée est tellement reconnue pour être nuisible, que tous les hommes et nombre d'animaux la redoutent. A son approche les gens de la campagne quittent leurs travaux , et reviennent à pas précipités à leur chaumiere pour s'en garentir. Les personnes aisées s'empressent de revenir de la promenade et les peuples qui ont l'habitude de coucher en plein air, attendent dans quelques grottes ou cavernes que ce serein soit tombé avant de

prendre poste pour se livrer au sommeil (1).
D'autres ne s'en garentissent que par des
vêtements fort épais qui les couvrent et les
enveloppent de toute part.

Deuxieme observation. J'ai eu occasion
de faire ces remarques pendant mon séjour
dans l'isle de Corse, où les hommes qui sont
dans l'usage de coucher à la montagne ou
sur les terrasses qui couvrent leurs maisons,
ont la précaution de se retirer dans leur intérieur un peu avant le coucher du soleil,
et y restent plus ou moins de temps, suivant qu'ils estiment que la chute du serein
sera plus ou moins longue à se faire. L'expérience leur ayant appris que cette rosée leur
cause les fièvres intermittantes auxquelles
ils sont très-sujets ainsi que les rhumatismes,
la goutte et la cécité.

Troisieme observation. J'avais eu plusieurs fois occasion de me convaincre de la

---

(1) Voyage en Syrie par VOLNEY, endroit cité.
" Au Kaire, dit-il, dans tout le Delta et sur les
côtes de Syrie, il est dangereux de dormir à l'air.
Il faut que cet air prenne une qualité nuisible. Cette
qualité est l'humidité jointe à la chaleur qui devient
un principe premier de maladie. "

vérité de leurs observations lorsqu'on amena dans l'automne de 1769 et au printemps de 1770, à l'hôpital de Corté, dont j'étais chargé, nombre de soldats, qui disaient ne pouvoir distinguer aucun objet pendant la nuit. Il ne me fut pas difficile de reconnaître qu'il n'y avait d'affectés que ceux qui avaient été de faction à l'entrée de la nuit dans des soirées plus humides qu'à l'ordinaire, ou qui avaient été postés dans des endroits bas, près des rivières, des étangs ou dans les gorges des montagnes à l'abri de tous les vents. Dans le même temps quelques employés ayant eu l'imprudence de rester trop tard à la promenade, avaient eu de la peine à reconnaître leur chemin, et se plaignirent le landemain de pesanteur de tête et de douleurs sourdes aux yeux.

Quatrieme observation. J'ai éprouvé moi-même cet accident dans un voyage que j'avais entrepris à l'entrée de la nuit (1) Le jour avait été fort chaud. J'étais vêtu à la

----

(1) Je voulais aller de *Cervione*, hôpital établi dans la Piève de Campoloro, à *Bastia*. Je fus contraint de rester au *Poggio*. Ce fut en Juillet 1769.

légere. Sur le soir il plut un peu. Mon cheval, fatigué, n'allait que le pas. J'eus froid. Je me sentis la tête fortement serrée. J'otai imprudemment mon chapeau à différentes reprises. Je m'apperçus peu-à-peu que plus j'avançais, plus j'avais de peine à distinguer le sol sur lequel je marchais, ainsi que tout ce qui m'entourait, au point que je fus obligé de m'arrêter au premier village et d'y passer la nuit.

Ces observations et nombre d'autres semblables qu'on a faites et que l'on peut faire encore dans tous les lieux habités, même en *France*, où le sol est mieux cultivé qu'en aucun autre pays ; mais où il se trouve cependant des endroits assez dominés par les montagnes, pour que les vapeurs qui s'élevent des rivieres et des étangs ne puissent être entraînées et dissipées par les vents dans certains temps de l'année plutôt que dans d'autres, suivant l'exposition de ces mêmes cantons. Ces observations prouvent incontestablement que ce sont ces vapeurs ou ces exhalaisons, plus ou moins chargées de gaz méphytiques, qui procurent la *nictalopie*.

En effet, si les exhalaisons pénetrent les

habits, au point d'agir immédiatement sur la peau par leur humidité et le froid qu'elles y occasionnent; à combien plus fortes raisons n'agiront-elles pas sur les différentes parties du visage qui sont à nud? Les yeux, comme les plus délicates et les plus sensibles, ressentiront plus particulierement leur effet. Les pores des membranes du globe en se resserant détermine une sorte de compression sur les humeurs de l'œil, lesquelles eu réagissant sur ces membranes, à raison de leur incompressibilité, détermineront cet état douloureux qui se manifeste, soit par ce tiraillement, soit par cette pésanteur du globe et des parties environnantes qu'éprouvent les malades; et par l'effet de la continuité des parties, . il résulte cette espece d'étranglement, tant des vaisseaux sanguins que des nerfs citiaires et du nerf optique à leur entrée dans le globe. Delà un engourdissement, une stupeur, une insensibilité dans toute leur expansion, par conséquent une insensibilité de la rétine et de l'iris à l'impression de la lumiere (1).

Si à la maniere d'agir de ces causes, sus-

____

(1) Dissertatio de morbis oculorum, a D. Fischer Erfodicæ, 1720.

ceptibles de nombre de modifications, ou joint les différences qui existent naturelle-ment dans la constitution des sujets, à rai-son de leurs âges, de leurs tempéraments, de leurs sexes, de leur influence que peut avoir sur eux la température du climat sous lequel ils se trouvent, ainsi que la nature de leurs occupations et de leurs manieres de vivre ; on pourra rendre raison de tous les phénomenes dont j'ai parlé. Je ne m'arrê-terai donc pas à rapporter et à discuter le sentiment de PAUL DE SORBAIT ( ) et de

---

(1) Praxis medicæ, tract. 1, cap. 19, pag. 61. " Nictalopia est quædam nocturna cæcitas , quâ affecti interdiu vident, noctu vero aut parum aut nihil : fit que ob paucitatem spirituum quæ non sufficit ad illuminandum occulum, cæteroquin cras-sum aut nimiâ humiditate obtenebratum. Major esse solet hæc cæcitas noctu quam interdiu ob lunæ influxum , quæ modico suo calore humores lique-facit, sed non discutit, item aliqui melius vident in novi-lunio quam in pleni-lunio, id que patet ex ARISTOLEIS sententiâ, qui dicit, oculum esse áqueum, adeo que a lunâ quæ est dominatrix humorum aquo-sorum, regi. Si fiat à crassis humoribus, hi atte-nuandi sunt usu syrupi de Hisopo, vel aquæ, paulo ante descriptæ, etc.,,

plusieurs autres, qui ont prétendu que cette maladie était l'effet du peu d'esprits animaux qui se portent aux yeux, dont les parties constituantes sont trop épaisses, ou qui sont comme appésanties par une trop grande humidité. Je n'attribuerai pas non plus la cause de cette maladie à l'influence de la lune, qui, par son peu de chaleur favorise l'agglutination et l'épaississement des humeurs. Je n'examinerai pas si ceux qui ont de gros yeux saillants, sont plus exposés à être affectés de nictalopie, que ceux qui ont des dispositions contraires : les bornes d'un mémoire ne permettant pas d'entrer dans des détails aussi multipliés qu'inutiles.

Cette maladie, qu'aucune affection morbifique ne précede (1) ni n'accompagne, doit

---

(1) On trouve cependant dans le recueil des observations de médecine et de chirurgie faites dans les hôpitaux militaires de France, recueillies et mises en ordre par RICHARD, tome 2, pag. 318, qu'un soldat du régiment de Salis fut affecté d'*héméralopie* (et que, d'après l'histoire qu'il fait des phénomenes, symptômes et accidens, nous sommes bien fondés à qualifier de *nictalopie*), à la suite d'une galle répercutée, qui avait occasionné en premier lieu une dartre, etc. On trouve encore

être regardée, avec raison, comme idiopatique. Il est cependant vrai qu'HIPPOCRATE a avancé (1) que la *nictalopie* pouvait être symptômatique, et reconnaître pour cause, dans les enfans sur-tout, la coqueluche, les inflammations de la gorge et certaines maladies inflammatoires de la poitrine. Si on examine cette assertion dans sa juste valeur, on y trouvera une nouvelle preuve de ce que j'ai avancé plus haut, savoir, que ce pere de la médecine, ici, comme ailleurs, par le mot *nictalopia*, n'a entendu désigner

---

dans les transactions médicales du collége des médecins de Londres, vol. 1, 1768, page 60, une observation de G. HEBERDEN, qui prouve que cette maladie a été la suite d'une fievre intermittente, traitée sans succès par le quinquina et répercutée par un bain froid. DUJARDIN rapporte dans le journal de médecine, octobre 1763, une observation d'un jeune homme de dix-huit ans, qui, à la suite d'une abondante pituite supprimée, devint *nictalope*.

(1) Livre des Epidémies, section I, article 9, et dans l'édition de FOES, Genêve, 1657, pag. 1140, *de morbis vulg.*, liv. 4, sect. vij. " *Nictalopas* et *Lusciosos* in tussi trahante fieri, scripsit HIPPOCRATES, liv. 6, epidem. maxime que pueros. „

seulement

seulement et d'une manière vague et générale, les *erreurs de la vue*, quelles qu'en soient les causes ; ce qui contribue encore à le justifier de l'inculpation qu'on lui a faite d'avoir voulu designer par le même mot les deux états contraires.

Cette maladie n'est pas, à beaucoup près, aussi dangereuse que l'ont pensé quelques auteurs, KRAMER, entre autres (1). Cependant si par un laps de temps trop considérable, si par des imprudences réitérées, par trop de délicatesse de tempérament ou par cacochymie, des sujets ont éprouvé plusieurs accès de nictalopie, ils ont plus de peine à guérir (2). Mais chez les sujets sains et forts, ou qui en sont nouvellement atteints ; elle se

____

(1) Lieu cité..., « Hunc affectum curatu esse difficillimum, ait, ac magis ex dictæ et regiminis quam pharmaciæ regulis et præscriptis restituendum. »

(2) Voyez ci-dessus, page 16, histoire rapportée, extraite des Transactions philosophiques, année 1678, n°. 159, art I. -- HIPPOCRATE et GALIEN s'accordent à prononcer que « cette maladie se guérit souvent spontanément chez quelques sujets ; que chez d'autres, la guérison ne s'obtient que le quarantieme jour ou au septieme mois, et que chez quelques-uns, elle n'a lieu qu'au bout de l'année. »

M

guérit facilement. Il ne faut que rendre la souplesse aux membranes des yeux , remettre en mouvement les liqueurs stagnantes, rétablir les sécrétions qui ont été suspendues , en favoriser l'abondance , et procurer de l'activité aux solides.

C'est du choix que le chirurgien fait des médicamens que dépend une guérison plus ou moins prompte et certaine. Si on s'en rapporte à l'autorité, on verra que dès la plus haute antiquité, le foie de quelques-uns de ces animaux , qui ont la faculté de bien voir pendant la nuit, tels que le bœuf, le bouc et la chevre , a été recommandé comme le spécifique le plus puissant dans la maladie dont est question. HIPPOCRATE avait grande confiance au foie de bœuf. GODE-FROY MÆBIUS (1), presque le seul partisant de ce grand homme , recommande aussi le foie de cet animal , et veut qu'après qu'il est cuit on le partage en trois parts, et qu'on en

---

(1) G. MÆBII, philosophiæ professor. institutiones medicæ ex neoticorum fundamentis 1663. « Non est, *inquit*, prestantius remedium ad nictalopam curandam, quam Hepar Bovinum coctum , in tres partes divisum et tribus diebus a jejuno nictalope esum, etc. »

fasse manger ... nictalope une tous les ma-
tins à jeun pendant trois jours (1). ... ...
prescrit de frotter les yeux avec le sang
d'un foie de bouc ou de chevre (2). PAUL
d'Ægine, donne la préférence au bouc, et
ordonne de frotter les yeux du nictalope avec
la liqueur qui en découle lorsqu'on le fait
rôtir, et de lui faire recevoir aussi la vapeur qui en exhale, tout le temps qu'il
cuit et le manger ensuite (3). ORI-

____

(1) PAUL DE SORBAIT est du même avis..... Voyez
l'endroit cité.

(2) De re medicâ. lib. 6 cap. 6.

(3) Endroit cité.... Voyez ALEXANDRE, de Tralles,
à l'endroit aussi cité et aux articles suivants, où il
s'exprime ainsi :

αλλο.	Idert.	Aliud.

» χολῆν τραγʋ α μι-λιτοσ ευχριε αἴρει εν ολίγαισ ημτραισ. »	« Fel Hirci ex melle illinito tollit vitium pau-cis diebus. »

αλλο πρὸσ το αὐτό.	Aliud ad-idem.

« Ηπαρ τραγειον οπλη-σασ, τον εκ τησ οπλησεωσ ἰχῶρα συναγαγε, και ουτωσ ευχριε αυτʋσ. αὐτὸ δε τὸ Ηπαρ εσθιειν διθον και τον αιμον τοισ οφταλμοισ οπ-τομενου μελευε αγεωγοσ δε-χεσθαι. »	« Jecoris Hircini, sa-niem quæ, dum assatur, effluit, colligito, atque hac eos oblinito. Idem autem jecus com'eden-dum dato et, vaporem ejus dum assatur oculis apertis exupere jubeto. »

NASE (1) aime mieux le foie de chèvre, et
M. . .... préfère celui d'une brebis blanche. (2)
cuit à l'eau, puis écrasé et mis sur les yeux
sous forme de cataplasme; et comme cette
auteur a recueilli indistinctement tous les
remedes vantés par les gens de la campagne
et autres, il propose d'avoir aussi recours à
ceux que la superstition avait accrédité,
savoir de faire porter au nictalope une de
ces pierres précieuses, connues sous le nom
de *rubis*. FOREST (3), ALLAR-HERMAAN-
CUMEN (4), DOMINIQUE PANAROLLE (5), et

----

(1) Synopseos, lib. 8..... Voyez aussi *Medicinæ
principia post* HIPPOCRATEM. p. 130.

(2) De medicamentis, lib. in-fol. 1535, pag. 279,
cap. 8..... « Jecur ovillum (id-est ovis candidæ dis-
coctum) cum aquâ madefactum, contritum que et
oculis superpositum. » ·

(3) Lieu cité...... " Si similiter Hepar caprinum
coquito, obvelato capite et in ollam adverso, fu-
mum oculis accipito, ipsum hepar edendum præ-
beto..... „

(4) Ephémérides des curieux de la nature, année
3e. obs. 133. " Hepar bovinum celebrat, quod nem-
pe eodem remedio pastorem noctu cæcutientem pris-
tinâ sanitati restituit. „

(5) Observationum pentecost, Hanoviæ, 1654,
in-4°. obs. 49, pag. 104. " Convaluit sumendo ali-

tous ceux qui ont écrit jusqu'à présent, n'ont pas manqué de faire mention de cette recette. Il est même étonnant que ce remede ait été si généralement accrédité, puisque d'Entrecolles le trouva en usage chez les Chinois (1), qu'on sait n'avoir jamais eu grande communication avec les autres peuples. La tradition en a soutenu le crédit parmi les gens de la plus basse condition. Les soldats, les marins, les bergers, qui, ainsi que je l'ai dit, sont plus exposés à cette

---

quoties ante cibum hepar anguillæ super carbones assatum. „

(1) Lieu cité, à la suite duquel est le détail ci-après sur le remede à employer...... "Prenez le foie d'un mouton ou d'une brebis qui ait la tête noire, coupez-la avec un couteau de bambou ou de bois dur, ôtez-en les nerfs, les pellicules et les filamens, puis enveloppez-le d'une feuille de nenuphar, après l'avoir saupoudré d'un peu de bon salpêtre : enfin mettez le tout dans un pot sur le feu, et faites cuir lentement ; remuez souvent pendant qu'il cuit. Ayant sur la tête un grand linge qui pende jusqu'à terre, afin que la fumée de la coction ne dissipe point, et que vous la receviez toute entiere....... Par cette fumée vous vous trouverez guéri, de sorte que dès le soir même vous cesserez d'éprouver cet accident. „

M 3

maladie que les hommes des autres classes, y ont recours sans demander l'avis des ministres de santé.

Ce moyen n'est cependant pas le seul préconisé par les anciens. CELSE (1) a recommandé de lui associer les bains, les frictions, l'exercice et les liniments faits avec la semence de pourpier écrasé dans du miel, réduit en forme d'onguent. PAUL d'Ægine (2), a conseillé la saignée du bras, les lavements, la mastication des remedes acres, l'usage

-----

(1) Endroit cité.

(2) Endroit cité, à la suite duquel on trouve........ " Curari debet sanguine ex cubito et oculorum angulis vacuato, mox purgatione, vel clyterem inanitione adhibitâ. Dein apophlegmatismi indicentur, et quæ sternutamentis ciendis sunt medicamenta. Ante cibum hissopiis potui vel rutæ dabitur. Si his remediis morbus non aboletur, iterum purgatione moliemur ex scammoniâ et castoreo. Oculi melle despumato illinentur, claudentur que premendo humores, continendo que; aluminis scissilis partes duæ, satis fossitii pars una trita cum melle sublinentur....... » .... Aliud.

« Jecur Hircinum assatur, aquosus inde tumor collectus, inungitur. Quin et ipsum jecur comedendum exhibetur. Coctique vapor oculis excipi apertis præcipitur...... »

des sternutatoires, celui d'une décoction de rue ou d'hysope ; et dans le cas où ces remedes ne suffiraient pas, il prescrit de purger le malade avec la scammonée, à laquelle on ajoute le *castoreum*; pour topique, il conseille d'étendre sur les paupieres du miel écumé. Oribase (1) vante à peu-près les mêmes moyens, et veut en outre que l'on frotte les yeux avec le jus de fumier d'*âne*. Ep. Ferdinand (2), plus méthodique, veut que le malade fasse concourir au bon effet des remedes ci-dessus, l'usage d'une tisanne faite avec les bois sudorifiques. Gabelchover (3) dit avoir guéri un nictalope avec la

____

(1) Endroit cité........ " Nictalopes curantur si jecus hircinum assaveris, et interdum dum assatur, saniem qi æ liquitur, collegiris, eoque oculos inunxeris, et ipsum jecur comedendun dederis. Præterea asinum fimum exprimé, eoque succo occulos unge... .. ,,

(2) Endroit cité........ " Panem dedi cum semine anisi et fæniculo coctum, potus erat decoctum sassafras et ligni sancti........ ,,

(3) Wolfgangi-Gabelchoveri , artium et medicinæ doctoris castrensis curationum et observationum medicinalium centuræ : Tubingæ, 1611, in-12. cent. IV, curat. 43, pag. 87...... " Sequen-

poudre de semence d'anis , de fenouil et de coriande. KRAMER (¹) recommande , outre la poudre de la racine de Valeriane et son huile essentielle , la décoction de rue et de turquette.

Si on examine , comme il convient, les vertus et la maniere d'agir de tous ces moyens , on verra que nos Anciens ne cherchaient qu'à réchauffer les yeux , et même la tête entiere , par des fumigations sur ces parties; ils voulaient aussi accélérer le mouvement des fluides , procurer des transpirations abondantes par les différentes boissons ; et par les purgatifs ils avaient intention de dissiper les engorgements , et d'entraîner les matieres grossières et visqueuses. Par une conduite aussi sage ils remplissaient toutes les indications que présente cette maladie. Nous ne pouvons donc que profiter de leurs leçons et marcher sur leurs traces, en faisant abstraction de cette pratique supersticieuse,

tem pulverem præscripsi........ De quo pulvere utatur mane et vespere , etiam cum cibis secundum omnem administrationem modum. Illum tamen prius pillulis et lucis purgavi........ „

(1) Lieu cité......

adoptée dans les siècles d'ignorance où ils vivaient.

D'après ces notions on pourra procéder à la cure de la nictalopie, en faisant frotter la tête du malade, le front et les paupieres avec quelques liqueurs spiritueuses, telles que l'eau-de-vie camphrée, l'esprit-de-vin, l'eau vulnéraire, l'eau de la reine d'Hongrie, l'eau de Cologne, le beaume de FIORAVEN-TI, ou autres, exposer ensuite les yeux à la vapeur d'une décoction des plantes ophthalmiques et aromatiques, telles que la chelidoine, le fenouil, l'origan, la sauge et autres, ou simplement à la vapeur du sucre ou du *karabé* jeté sur des charbons ardents. On prescrira les boissons délayantes rendues sudorifiques, soit avec la fleur de sureau, les feuilles de chardon bénit, ou quelques-uns des bois sudorifiques On terminera la cure par quelques purgatifs. Tel est le traitement qu'exige cette maladie, et qui m'a toujours réussi pendant mon séjour à l'île de Corse, où j'ai eu des occasions fréquentes de l'employer (1).

---

(1) M. ROCHARD, ancien chirurgien en chef de Belle-Isle en mer, ect. associé de l'académie, nous

186

Il peut cependant se rencontrer des cas
où l'engorgement des vaisseaux serait tel,
qu'on ne put se dispenser d'avoir recours à
la saignée du bras, ainsi que l'a conseillé
PAUL d'Ægine (1), afin d'éviter les suites
que cette maladie pourrait avoir. Il est vrai
qu'on n'en trouve qu'un seul exemple dans les
Ephémérides des curieux de la nature (2).

---

a assuré avoir vu nombre de ces maladies pendant
son séjour dans cette île, et avoir remarqué les différens symptômes dont j'ai parlé et les avoir traité
de même, avec cette différence cependant qu'il
faisait prendre l'émétique au malade dès sa premiere
visite. Le docteur ROULET, qui était avec moi en
Corse, l'a également administré plusieurs fois : mais
nous avons remarqué que son usage n'était point
essentiel à la guérison, puisque ceux à qui on ne le
donnait pas, guérissaient aussi promptement, souvent
même dès le premier ou second jour. Je ne prétend
pas blâmer ce moyen ; il est toujours prudent de
l'administrer à ceux qui vivent d'alimens grossiers,
et chez lesquels on a lieu de soupçonner des sabures
dans les premieres voyes. Je l'ai recommandé au
plus grand nombre des malades que j'ai vu à Sens
et à Château-Landon. J'ai eu la satisfaction d'apprendre qu'ils avaient été parfaitement guéris.

(1) Endroit cité........

(2) Décade 1re., année 3e. 1671, obs. 243. Le

Comme je n'ai pas eu occasion de recourir à la saignée, je ne puis que laisser entrevoir mes craintes sur son effet. Je craindrais que l'évacuation trop subite qu'elle procure ne détermine un affaissement dans les vaisseaux de l'œil et ne les privât de leurs ressort, ce qui pourrait faire dégénérer la *nictalopie* en une maladie plus fâcheuse, peut-être en vraie *goutte-sereine*, plutôt qu'en toute autre. Je pense donc, et avec PAUL d'Ægine (1), que l'application des sangsues sur le trajet des vaisseaux qui rampent aux angles des yeux, opéreraient un dégorgement plus lent, à la vérité, mais par cela

---

docteur DOBRENZKI dit que " JOSEPH BERNOULLI fut totalement privé de voir les objets au coucher du soleil, pendant un mois ; mais il recouvrait la vue au lever du soleil. Cette maladie fut suivie de fréquentes et abondantes hémorragies par le nez, précédées d'éternuemens, qu'on ne put arrêter par aucun remede ; ce qui le réduisit souvent à l'extrémité, sur-tout le dernier accès qui dura six semaines, au point qu'il paraissait n'avoir plus de sang dans le corps, et qu'il ne rendait plus que goutte à goutte une sérosité jeaunâtre. Il fut guéri par l'usage du lait de chevre et du sel de corail. „

(2) Lieu cité.

même plus salutaire, et moins sujet à procurer l'affaissement, comme pourrait le faire
la saignée ordinaire. RIEDLINI (1) qui a pré-
féré l'application des ventouses à la saigée,
justifie mon opinion. On peut encore faire
prendre au malade les pillules cochées, re-
commandées par GABELCHOVER, et après
lui par MAITRE-JANI, à la dose d'un gros
le soir (2), et le matin une prise des poudres
que RIEDLINI et GABELCHOVER (3) conseil-
lerent à leurs malades, tant pour assurer
leur guérison, que pour les préserver de la
récidive : mais le meilleur préservatif est,
sans contredit, d'éviter de s'exposer à l'action des causes qui procurent cette maladie.

(1) Endroit cité..... " Usum ipsi pillularum oph-
thalmicarum suasi, quas vesperi ante cænam assumat. Post purgato corpore cucurbiculis sacrificatis,
utatur : demum pulverem appropriatum lunâ cres-
sente, cochlearis quantitate, circa méridiem et vesperi assumat. Quorum omnium administrationem
bis repetiit, et caliginem visûs ex inde depelli op-
time percepit, quâ propter ut illis in posterum am-
plius insisteret, suasi......,,

(2) Traité des maladies des yeux, édition in-4°.
p. 272.

(3) Aux endroits ci-devant cités.

MÉMOIRE

SUR

LA GOUTTE-SEREINE.

La goutte-sereine, cette affection contre nature de l'organe immédiat de la vue, désignée par Hippocrate, sous le nom d'*amavrosis*, est une maladie qui plonge les malades dans des ténebres perpétuelles. Si on en croit la plus grande partie de ceux qui ont écrit sur les maladies des yeux, et plus encore, ceux qui se sont ingéré de les traiter; la goutte-sereine est très-commune. C'est ainsi qu'ils désignent la moindre cécité. Si on examine scrupuleusement la nature des sigues qui la caractérisent et la font distinguer de plusieurs autres maladies de l'œil, qui paraissent avoir quelques ressemblance avec elle, on n'aura pas de peine à se convaincre qu'elle ne se rencontre pas aussi fréquemment qu'on a voulu le persuader. En effet, la cécité, qui, suivant eux, paraît en faire le caractere essentiel, n'est pas suffisante pour désigner la perte de la vue par le nom de *goutte-sereine*, plusieurs autres affections de l'œil pouvant également la produire.

Ce n'est point ici le lieu de faire le parallele de chacune d'elles. Je n'insisterai pas sur la transparence, dont la cornée et les humeurs de l'œil doivent jouir comme dans l'état naturel : car personne n'ignore que si elles sont altérées, la cécité n'est alors que l'effet de leur altération, et non celui d'une goutte-sereine, la maladie doit alors porter un autre nom.

La grande dilation de la pupille, le rétrécissement de l'iris dans toute sa circonférence et son immobilité, que l'on a avancé être les signes pathognomoniques de *l'amavrosis*, le sont-ils réellement ? L'expérience nous apprend qu'ils ne le sont pas toujours.

On observe souvent chez plusieurs sujets affectés de goutte-sereine que la pupille jouit encore de sa mobilité, et se dilate ou se rétrécit suivant qu'on expose l'œil à différens degrés de lumieres, quoique la faculté d'appercevoir les objets soit totalement anéantie.

MANGET (1) dit avoir été surpris de trouver du mouvement dans la pupille d'un sujet qui était complettement aveugle. RICHTER (2) assure que la grande dilatation et l'immobilité de la pupille ne sont pas toujours un signe certain de la goutte-sereine. JANIN (3) dit la même chose d'après sa propre expérience. L'un et l'autre, séparément ont aussi remarqué le contraire dans certains sujets attaqués de cette maladie. SCHMUKER, qui a observé plusieurs fois les mêmes phénomenes, donne pour raison de cette variété, que les nerfs qui rampent sur la choroide pour se distribuer à l'iris, partant du ganglion lenticulaire, formé lui-même par des branches de la troisieme et de la cinquieme paire, n'ont aucune communication avec le nerf optique; qu'il peut arriver que ce dernier soit affecté sans que son altération se communique aux autres nerfs, d'où il s'ensuivera que le sujet, quoique parfaitement aveugle, aura cependant les pupilles

____

(1) Bibliot. chirurg. Tom. II, pag. 135.

(2) Obs. insérées dans les mémoires de l'acad. de Gottingen.

(3) Traité des maladies de l'œil.

mobiles, et que le contraire arrivera toutes les fois que les nerfs qui forment ou partent du ganglion ophthalmique, seront affectés; dans ce cas l'iris sera immobile, sans pour cela que le sujet soit privé de la faculté de voir, puisque le nerf optique ne se ressentira pas de leur indisposition. Il rapporte plusieurs observations qui prouvent ce qu'il avance.

J'ai eu occasion de faire les mêmes remarques sur deux sujets; à l'un de leurs yeux on voyait une pupille très-noire, très-dilatée et un iris très-étroit et immobile. Ces sujets n'étaient cependant pas privés de la faculté de voir. Pour se convaincre que les deux signes, dont je viens de parler, sont équivoques, et ne caractérisent pas l'existence de la goutte-sereine, il ne faut que considérer ce qui se passe dans un œil lorsqu'il est seul affecté, et que l'autre est absolument sain. Dans ce cas la pupille de l'œil malade, loin d'être dilatée, est au contraire plus petite que celle de l'œil sain, et la vive lumiere à laquelle on l'expose ne détermine en elle aucun mouvement, pourvu toutefois que l'œil sain subisse la même épreuve. Si au contraire on couvre l'œil sain, et l'on

expose

expose l'œil malade au grand jour, on verra la pupille de ce dernier se dilater et rester dans cet état de dilattation jusqu'à ce que l'on découvre l'œil sain : alors les deux pupilles se contracteront ensemble, et celle de l'œil malade un peu plus que l'autre. C'est dans l'harmonie et dans la correspondance qui regne entre l'origine des nerfs qui se distribuent à l'iris, tant d'un côté que de l'autre, qu'il faut chercher l'explication de ce phénomene. Eu effet, l'œil sain et couvert, est comme plongé dans l'obscurité, alors sa pupille se dilatte ; la pupille de l'œil affecté de goutte-sereine, suivra les mouvements de celle de l'œil sain, et se dilattera très-sensiblement ; elle se rétrécira ensuite si on découvre l'œil sain, parce que l'impression de la lumiere déterminant dans ce dernier la constriction de la pupille, celle de l'œil malade se rétrécira aussi. L'immobilité de la pupille et son mouvement ne peuvent donc être regardés comme signes essentiels de la goutte-sereine ; d'autant encore que ces signes lui donnent quelque ressemblance avec d'autres maladies des yeux, telles que le *mydriasis*, dans laquelle la pupille est très-dilatée et immobile, ou avec la contriction de la pupille, *phtisis pupillæ*, dans lesquelles la vue n'est point perdue, ou encore avec cette autre maladie nommée *atrophie de l'œil*, dont LOBS-TEIN (1) rapporte des exemples.

Les Allemands, en appelant cette maladie, *cataracte noire*, sont les premiers qui ont fait connaître un des signes particuliers de cette maladie. Par cette dénomination ils ont fait remarquer que la couleur noire et naturelle de la pupille n'était nullement altérée, tandis que le contraire avait lieu dans les autres espèces de cataractes, auxquelles ils ont ajouté l'épithète de *grise*.

Quelques auteurs, HOFFMAAN, entre autres, ont fait observer « que la couleur noire » que conserve la pupille dans la goutte-se- » reine, et qui la fait distinguer des autres ca- » taractes, est cependant moins éclatante que » dans l'état naturel et sain. Ils en attribuent » la cause à sa grande dilatation, qui laisse » passer une plus grande quantité de rayons » de lumière, lesquels éclairent davantage » le fond de l'œil et en réfléchissent plus

____

(1) Professeur de médecine à Strasbourg, dans ses leçons particulières.

» aisément la blancheur de la rétine. » Cette raison qu'ils alleguent pour rendre ce signe *caractéristique* de la goutte‑sereine, est d'autant moins recevable, que la pupille devrait également paraître d'un noir moins foncé, lorsque dans l'é… de santé de l'œil, elle est fort dilattée, comme dans les jeunes sujets, ou dans l'état pathologique, comme dans le *mydriasis*. L'observation démontre au contraire que dans l'un et dans l'autre de ces états la pupille est toujours très‑noire. Ainsi loin de regarder ce signe comme pathógno‑monique de la goutte‑sereine, je puis assurer qu'il anonce quelqu'autre indisposition, et avec d'autant plus de raison qu'il ne se ren‑contre pas dans toutes les gouttes‑sereines, mais seulement dans celles qui sont l'effet d'une métastase, ou dans celles qui surviennent lentement et insensiblement, et que l'on doit retrancher de la classe des gouttes‑sereines. Pour prouver ce que j'avance, je ferai ob‑server que c'est à ces sortes de gouttes‑se‑reines, venues lentement, que HOFFMAAN, SAINT‑YVES, WOLFF et autres, ont donné le nom de *goutte‑sereine imparfaite*. C'est effectivement dans celles‑là qu'on observe que la pupille n'est pas d'un aussi beau noir, ni aussi éclattant. C'est aussi, en parlant de celles-là, que RICHTER dit qu'*il lui avait semblé voir quelque chose de nébuleux dans leur interieur.*

Le seul signe qu'on puisse donc regarder comme caractéristique de cette maladie, est d'autant plus difficile à reconnaître qu'on ne peut ni le définir, ni le décrire qu'avec peine. C'est un air de langueur d'*hébétement* même (si on peut se servir de cette expression), qui regne dans l'organe. *Hebescunt oculi*, disent un petit nombre d'auteurs. Encore paraît-il par la brieveté avec laquelle ils en parlent, qu'ils se sont copiés, puisqu'il n'ont pas fait remarquer qu'outre que les yeux sont presque fixes et hébêtés, il régnait encore dans toute l'habitude du corps des malades une espece de stupeur, qui fait que le maintien de leur personne répondait parfaitement bien à l'état de leurs yeux. Circonstance qui ne se remarque pas d'une maniere aussi sensible dans ceux qui sont affectés de *mydriase*, d'*héméralopie* ou de *nictalopie*, ni même dans ceux chez lesquels il se manifeste une disposition prochaine à une *cataracte grise*, pour me servir de la distinction des Allemands.

Le siége de cette maladie n'est plus inconnu. Il résulte d'un grand nombre d'observations des preuves qui ont ruiné le sentiment de ceux qui le plaçaient dans la dissolution du corps vitré. ROLFINC (1), BONNET (2) et HEISTER (3) ne pensaient ainsi, que parce qu'ils avaient trouvé l'humeur vitré converti en eau, ainsi que le cristallin, dans des sujets qu'ils disent être morts affectés de goutte-sereine. BRISSEAU (4) qui avait observé la même altération dans les humeurs, n'avait adopté leurs sentiments qu'avec cette restriction, savoir; que *pour l'ordinaire, ou au moins très-souvent*, cette maladie avait son siége dans l'humeur vitré, et il ne rejettait pas l'opinion de ceux qui pensaient qu'elle pouvait être aussi une suite de l'altération de la choroïde. Ce dernier sentiment n'a pu s'accréditer; l'expérience ayant fait connaître que les maladies qui surviennent à cette membrane (la choroïde),

---

(1) *Dissertationes anatomicæ*, lib. I, cap 13.

(2) *Sepulcretum anatomicum*, lib. I, sect. 23, obs. 16.

(3) *Institutiones chirurgiæ*, p. 344.

(4) Traité de la cataracte, p. 213.

N 3

déterminent presque toutes une cécité plus ou moins complette, qui ne peut cependant être qualifié de goutte-sereine; aussi est-ce à tort que Schmucker regarde les varices qui surviennent à quelques-uns des vaisseaux qui rampent sur la choroïde comme cause de cette maladie. La compression qu'ils exercent sur le corps vitré, tend, il est vrai, ou à altérer cette humeur, ou à changer tellement la direction des raisons de lumiere, que la vision ne se fait qu'imparfaitement.

La fluidité du corps vitré ne peut priver absolument de la faculté de voir, elle ne peut que rendre la vue confuse, comme dans l'*hydrophthalmie*, et alors on ne doit point regarder cette altération comme cause de la goutte-sereine.

La dissection des cadavres, faites avant et depuis les écrits de ceux qui avaient adoptés ces opinions, démontre que le siége de la goutte-sereine réside uniquement dans le dérangement du nerf optique ou de la rétine qui en est l'expansion. En effet, il est évident que si le tronc ou l'expansion de ce nerf est altéré, il doit être privé de ses fonctions. Cette vérité a été prouvée par les observations des anatomistes, rapportées par Ve-

SALE, CHESELDEN et d'autres. SANTORINI assure avoir trouvé le nerf optique d'un côté plus petit que dans l'état naturel, d'une couleur plus obscure, même cendrée. BONNET a remarqué dans un sujet que les nerfs optiques étaient très-gresles et comme atrophiés. WEPFER et KALTSCHMIT ont vu ces mêmes nerfs comprimés par un amas de sérosité extravasée. PAW a trouvé une hydatide assez grosse, située sur les nerfs optiques près de leur jonction. PLATER parle d'une tumeur située près d'eux, et SCULTET fait mention de l'érosion de ces mêmes nerfs. Ces observations et nombre d'autres de cette espèce sont plus que suffisantes pour faire connaître dans quelle partie se trouve le véritable siége de cette maladie, et démontrent que les malades ne perdent la faculté de voir que relativement à l'état actuel de leurs nerfs optiques. Si il restait encore des doutes à ce sujet, la structure de la rétine pourrait seule les lever. Il suffirait de consulter les ouvrages de RHUISCH, d'ALBINUS, d'HALLER et de ZINN, qui l'ont examiné et décrite avec toute l'attention et la sagacité dont l'homme puisse être capable.

Tout ce qui peut donc altérer le nerf

optique, n'importe de quelle maniere, est reconnu pour cause de la goutte-sereine, et ces causes sont en grand nombre. Les unes agissent en troublant le cours du fluide nerveux, soit en s'associant avec lui, soit en se mêlant avec le fluide destiné à lui porter la matiere de sa nourriture, de son accroissement et de sa souplesse. Les autres détruisent ou compriment fortement la fibre nerveuse; d'autres enfin n'operent cet effet qu'en desséchant, pour ainsi dire, le nerf ou son expansion. Des unes et des autres de ces causes, qui peuvent être internes ou externes, il en résulte la cessation de communication entre l'extrémité du nerf et son principe. Les humeurs soumises aux lois de la circulation, dérangées dans leurs marche naturelle, sé portant en plus grande quantité ou se fixant dans les différents tuyaux qui composent ce nerf, deviendront causes de la goutte-sereine. Une these soutenue, à Strasbourg, en fournit un exemple. ERNON, son auteur, rapporte qu'une femme ne fut délivrée d'une fievre continue, dont elle était tourmentée depuis plus d'un an, que par la perte de sa vue. On trouve nombre d'exemple de cette nature dans les Ephémérides des curieux de la nature, dans la pratique de médecine de SENNERT, dans les ouvrages de VEDELLIUS, LANGEOT et WOLF. GUNTZ rapporte qu'un tailleur perdit promtement la vue pour avoir fait guérir en peu de jours la galle dont il était couvert. Les observations de FOREST, TIMÉE et GAUDENKE, ont pour objet des gouttes-sereines survenues pour avoir fait cicatriser des ulcères avant que d'avoir été convenablement modifiés. FABRICE *de Hilden* et HOFFMAAN ont rencontré dans leur pratique plusieurs exemples semblables à la suite des transpirations supprimées.

J'ai vu une jeune fille, qui, dans les plus grandes chaleurs de l'été, ayant porté une charge de linge à la rivière, plongeat, en y arrivant toute mouillée de sueur, ses mains dans l'eau. Elle fut saisie par le froid; sa peau devint seche à l'instant, et elle fut privée de la vue en moins d'un quart d'heure. J'ai été témoin d'un autre fait à peu-près semblable. Un jeune homme, fort gras, après avoir resté long-temps dans une chambre fortement échauffée par un poële, eut l'imprudence d'en sortir au moment qu'il était tout en sueur. L'impression de l'air

froid supprima tout-à-coup cette transpira-
tion. Il se coucha avec un violent mal de
tête ; et le lendemain en s'éveillant, il fut
fort surpris de se trouver aveugle. Dans ces
deux sujets les pupilles resterent très-noires,
dilattées et immobiles. Les yeux étaient
fixes et *hébétés* ; le maintien du corps entier, dans une situation qui désignait parfaitement un état de stupeur générale.

GUNTZ fait mention d'un jeune homme
qui était devenu aveugle à la suite d'une
longue maladie. L'examen du cadavre lui fit
remarquer deux tumeurs grosses comme un
œuf de pigeon, placées dans la partie interne du crâne, près l'entrée des nerfs optiques dans les orbites : elles couvraient et
comprimaient fortement ces nerfs : les portions d'os sur lesquelles elles étaient situées,
étaient rongées et presque détruites.

A ces causes on doit joindre tout ce qui est
capable de faire porter le sang à la tête en
accélérant son mouvement, tels que les
efforts et les exercices violents, la colere,
les convulsions. WEDEL, LEHENHEER et
CRAANEN donnent l'histoire des gouttes-
sereines, survenues par cette dernière cause.
PLATER donne des exemples de cette ma-

ladie, à la suite de quelques accès d'épilepsie ; et l'on trouve dans les Ephémérides des curieux de la nature, des observations de coliques convulsives avec constipation, qui ont déterminé la goutte-sereine. La 76e. observation contenue dans le 1er. volume des Mémoires de l'académie de Copenhague, fournit une exemple de cette maladie, occasionnée par l'effet de certains médicaments violents.

Les fortes compressions exercées sur les nerfs, soit immédiatement, comme dans le cas de fracture au crâne, avec enfoncement de quelques pieces osseuses, ou dépanchement de sang, soit médiatement, tels que le poids de certains visceres du bas-ventre engorgés, squirreux ou très-distendus, comme dans l'hydropisie, la grossesse. Dans ces derniers cas la pression qui s'exerce sur les vaisseaux inférieurs, fait refluer le sang vers les parties supérieures ; delà leur engorgement, et distention, desquels il résulte perte de la vue.

Ce n'est ordinairement que vers la fin de la grossesse que survient la goutte-sereine. Il faut cependant convenir que cette maladie peut être préparée de loin. Les secousses

que le vomissement fait éprouver à toute
l'économie animale, la rendent, pour ainsi
dire, son avant-coureur, sur-tout si il a sub-
sisté pendant tout le temps de la grossesse.
Schmuker rapporte qu'une dame grasse et
pléthorique, eut dès l'instant qu'elle eut
conçu un vomissement violent, qui dura
jusqu'au moment de l'accouchement. Les
saignées et plusieurs autres remedes qui lui.
furent administrés, ne changerent rien à son,
état. Parvenue à son neuvieme mois, sa vue
s'affoiblit, et dix jours avant d'accoucher
elle perdit la vue. J'ai eu occasion de voir
deux femmes qui éprouverent le même
sort.

Il est d'autres causes qui agissent ni par
compression, ni par engorgement, ni par
destruction, mais en procurant une langueur, une inertie, même une suspension
de circulation dans le fluide nerveux. La
crainte, la peur, la joie, la tristesse subite,
l'usage immodéré des plaisirs de Vénus,
nous en fournissent plusieurs exemples, au
rapport d'Hoffmaan. Les grandes évacua-
tions, de quelque nature qu'elles soient,
peuvent encore déterminer la goutte-sereine:
Geisler cite l'exemple d'une fille, qui, dans

le cours d'une fievre aiguë, perdit subitement la vue à la suite d'une copieuse saignée du pied. L'éclat subit d'un très-grand jour, ou des corps brillants font le même effet. SCHMUKER a connu deux personnes qui devinrent tout-à-coup aveugles pour s'être trouvé les yeux fixés sur les éclairs pendant un orage. HENRI-BEHEERS et SALMUTH donnent l'histoire de quelques personnes qui ont perdu la vue pour l'avoir eu fixée trop long-temps sur la lune lorsqu'elle était dans tout son brillant. Et l'on trouve dans la 38e. observations de FOREST celle d'un boulanger, qui devint aveugle pour avoir eu les yeux continuellement fixés sur son four.

Ce n'est pas sans raison que les auteurs ont donné à cette maladie l'épithete de *triste*, l'expérience ayant démontré qu'elle ne guérissait presque jamais. Le prognostic qu'ils en ont tous tiré, est qu'en général la goutte-sereine est d'autant plus fâcheuse qu'elle résiste pour l'ordinaire à toute espece de remede. La pratique des modernes nous fournit plusieurs observations, qui donnent à croire que quelques-unes ont guéri.

La cause, l'ancienneté de cette maladie,

l'âge, le tempérament , les habitudes et l'état du malade , offrent pour leur combinaison des variétés sans nombre, qui doivent servire de boussole au chirurgien qui veut en entreprendre la cure.

Les anciens prescrivaient différents remèdes pour la guérison de la goutte-sereine, sans désigner les circonstances dans lesquelles l'un devait être employé de préférence à l'autre. Ces guérisseurs particuliers, qui leurs succédèrent, dont la science ne consistait que dans une routine superstitieuse , adoptèrent quelques-uns de leurs procédés , et s'en servaient dans toutes les occasions. Les uns vantaient leur pommade; d'autres, différent mélanges de liqueurs spiritueuses de toute espèce : quelques-uns prescrivaient l'usage de quelques plantes résolutives et aromatiques ; à ces moyens une partie saignait abondamment les malades ; un autre partie condamnait ce dernier moyen : plusieurs leurs ajoutèrent l'usage de l'émétique , l'application des ventouses et celles des vésicatoires : aucuns de ces espèces de praticiens ne se donnaient la peine de rendre raison des motifs de leur conduite. Aussi n'est-il pas surprenant de voir qu'avec une pratique aussi bizarre, l'art ait fait si peu de progrès.

Oserai-je donc, d'après ce que la pratique et l'expérience m'ont appris, proposer ici autant de regles générales pour se conduire dans le traitement de cette maladie, que j'ai fait remarquer de classe de causes qui peuvent la produire.

Si la goutte-sereine est l'effet d'une métastase subite, il faut faire en sorte de résoudre la matiere transportée, la faire rentrer dans le torrent de la circulation et l'attirer au dehors. C'est dans ces cas que l'émétique sera d'un grand secours, ainsi que l'application d'un vésicatoire dans l'endroit le plus voisin de celui qu'occupait avant l'humeur répercutée. Il convient aussi de consulter les forces du malade; car si il y a plénitude, une saignée ou deux, faites avec circonspection, peuvent être très-utile. On ne doit pas négliger les fomentations, les frictions seches ou humides, et soutenir leur effet par les fondans et les délayans administrés intérieurement.

Schmucker donne des preuves du bon effet qu'il a retiré de ces moyens. Il rapporte qu'un homme, de cinquant-deux ans,

tourmenté d'une douleur de goutte à l'é-
paule droite, mit, d'après le conseil d'un
de ses amis, des linges imbibés d'eau froide
sur l'endroit douloureux. La douleur ayant
cessée à l'instant ; douze heures après il fut
privé de la vue : ce chirurgien fit aussitôt
appliquer un large vésicatoire sur l'épaule,
fit avaler quelques grains d'émétique, et
soutint l'effet de ces moyens pendant plusieurs jours, et parvint, dans l'espace de
soixante jours, à rendre la vue au malade.
Ce fut par un traitement, à peu-près semblable, soutenu pendant neuf mois, qu'il
rendit la vue à un enfant de sept ans, qui
l'avait perdu par métastase de l'humeur de
la rougeole, et qui avait été traité infruc-
tueusement pendant l'espace de deux ans
par ces prétendus guérisseurs.

Si la goutte-sereine est l'effet d'une hu-
humeur fébrile, l'application d'un séton à
la nuque est d'un grand secours. Les observations des anciens nous font connaître combien ils savaient tirer avantage de ce moyen,
particulierement dans les maladies des yeux.
Il est étonnant de voir que cette opération
ait été aussi négligée par les modernes. On
ne peut cependant révoquer en doute tout

le

le bien que l'art vétérinaire, si bien cultivé actuellement en France , en retire dans nombre de maladies des animaux. Ce moyen qui semble être tombé en désuétude , ne peut être suppléé par les vésicatoires. L'irritation et l'ébranlement que son application cause sur le genre nerveux , met en jeu les fibrilles qui le composent, réveille l'oscillation des vaisseaux , et favorise singulièrement le dégorgement de l'humeur, qui, par sa stagnation , cause la maladie. En hardi par les observations des anciens, je n'ai point craint d'y avoir recours.

Observation. Un jeune homme élevé dans un pays vignoble n'avait connu d'autre boisson que le vin. Transplanté dans un autre climat , réduit à ne boire que de l'eau , sa maniere de vivre , le silence et la tristesse de ses occupations influerent tellement sur lui, qu'il fut bientôt épuisé par un dévoiement qui le tourmentait depuis neuf mois. A cette époque la fievre survint, et prit un caractere intermittent. Le médecin appelé le fit aussitôt saigner deux fois du bras, dès cet instant la vue commença à s'affaiblir. Une troisieme saignée , faite au pied, augmenta sensiblement la faiblesse de la vue,

O

et immédiatement après une quatrieme saignée (du pied), le malade se trouva tout-à-fait
aveugle. De larges vésicatoires furent appli-
qués, et l'émétique administré d'abord comme
vomitif, ensuite comme fondant, pendant
plus d'un mois, sans aucuns succès. L'état
d'épuisement du malade augmentait à vue
d'œil. Un de ces prétendus Oculistes, consulté, insistat sur l'usage du tartre stibié,
comme vomitif. Le malade fit des efforts
considérables sans que le vomissement s'en
suivit ; une seconde prise donnée quelques
jours après ne fit pas plus d'effet. Je ne vis
ce malade que quelques semaines après. Par
le récit qui me fut fait de ce qui s'était
passé, je jugeai que l'humeur fébrile, loin
d'avoir été évacuée, était restée stagnante
dans la substance du cerveau, tant à cause
de l'inertie de ce viscere que par l'effet d'un
dévoiement qui subsistait depuis si long-
temps, et qu'il fallait suivre une marche
différente pour procurer, si non une guérison,
au moins une amélioration dans l'état de
ce malade. Stimuler, diviser l'humeur en-
gorgée, nourrir le malade, réparer ses forces, furent les points de vue qui dirigerent
ma conduite.

Je prescrivis des aliments doux, nourrissants et de facile digestion: je mis en usage et à petites doses, les médicaments discussifs, évacuans et les légers minoratifs. J'employai aussi les nervins, tant intérieurement qu'extérieurement. Je supprimai les vésicatoires, et pratiquai un séton à la nuque. Plusieurs jours se passerent assez-bien; le malade commençait à revenir de son épuisement; mais son état de cécité subsistant encore, il crut ne pouvoir mieux faire (d'après le conseil de son Oculiste), que de prendre de nouvelles doses d'émétique à mon insu, malgré tout ce que je lui avais dit pour lui prouver combien ce remede lui avait fait de mal : il en prit donc une fois, puis une seconde, toujours à la dose de six grains. Ce moyen n'opérat pas mieux que par le passé. Il fit beaucoup d'effort, il n'eut aucune évacuation, mais bien des convulsions. Le gonflement de ses yeux, la bouffissure du visage, le violent mal de tête dont il se plaignit alors, me firent soupçonner quelqu'infidélité dans le traitement que j'avais prescrit. D'après l'aveu qui m'en fut fait, j'eus recours aux calmants, aux antispasmodiques et aux délayans. Les accidents cessés, je fis reprendre le cours du traitement que j'avais interrompu. Au bout de deux mois, à dater de ce nouvel accident, le malade commença à voir un peu de l'œil gauche. J'insistai encore pendant environ trois mois à lui faire subir le même traitement ; la vue de cet œil gauche augmenta assez sensiblement, mais elle ne se rétablit pas dans l'œil droit. J'en attribuai la cause au désordre que les efforts violents qu'avaient occasionnée les dernieres prises d'émétique.

J'ai vu plusieurs soldats qui furent attaqués de goutte-sereine, soit à la suite des fievres intermittentes, inconsidérément supprimées, soit par l'humeur d'une gale répercutée ; je remarquai que tous ceux qui furent attaqués de cette maladie étaient tous des jeunes sujets, de complexion délicate, ayant la fibre molle, enclins à la mélancholie et à la tristesse. Sur tous j'employai le séton, et les autres moyens dont j'ai parlé dans l'observation précédente. Presque tous furent guéris et d'autant plus promptement, qu'ils avaient été soumis au traitement dès les premiers instants de l'invasion de la maladie.

D'après ces observations et nombre d'autres,

éparses dans les auteurs, je ne crains point d'engager les praticiens à ne pas négliger un moyen aussi salutaire. On connait ceux que l'art emploi pour rappeler à la peau l'humeur de la gale, ainsi que ceux dont on fait usage pour combattre une cause vénérienne, qui auraient déterminé la goutte-sereine. Il convient en outre d'appliquer dans tous les cas, sur les yeux, quelques liqueurs résolutives, dont l'action sera modérée dans les premiers moments, et que l'on n'augmentera par la suite qu'à mesure que la résolution s'opérera. L'art ne nous offre aucuns moyens pour remédier à la goutte-sereine, lorsque les causes énoncées ci-dessus ont eu le temps d'agir assez fortement pour détruire, en partie ou en totalité, la continuité des nerfs; mais si cette continuité n'est altérée que par une compression légere, il est possible d'en obtenir la guérison.

Dans le cas où le sang porté en trop grande quantité à la tête, sera cause de la goutte-sereine, les saignées du pieds, de la gorge, l'application des sang-sues aux tempes, aux angles des yeux, à l'anus, plus ou moins répétées, seront indiquées. L'émétique ne convient point dans ces cas ; on en sent assez les raisons. Si l'afluence du sang vers la tète est elle-même occasionnée par la grossesse, et que les saignées n'aient fait que peu d'effet, il faut nécessairement faire en sorte de débarrasser la matrice. Ce fut ainsi, qu'en précipitant l'accouchement, BARBAUT secourut une des deux femmes dont j'ai parlé plus haut : en effet, la vue lui revint une heure après avoir été délivrée. Chez l'autre, il fut obligé d'attendre l'époque naturelle de l'accouchement, qui n'eut lieu que trois semaines après qu'elle eut perdu la vue. Ce délai lui fut d'autant plus fatal qu'elle ne recouvra de vue qu'autant qu'elle pouvait en avoir besoin pour se conduire.

Lorsque la goutte-sereine sera l'effet d'une violence quelconque, exercée sur la tête ; ce n'est qu'en traitant la maladie principale qu'on pourra remédier à la cécité, qui, dans ces cas, ne peut être qualifiée de *goutte-sereine*.

Si la cause a agit directement sur les yeux, telle qu'une vive lumiere, il faut dans le cours du traitement les préserver de nouvelles impressions.

Dans le cas de paralysie qui attaque, soit

la moitié du corps , soit seulement quelques
parties , c'est aux liqueurs résolutives , spiritueuses aromatiques et volatiles qu'il convient d'avoir recours, appliquées, soit médiatement sur les yeux , soit sur la tête. On en
peut même faire recevoir la vapeur par le nez.
C'est particulierement dans ces cas que quelques praticiens ont recommandé l'électricité :
mais comme nombre d'observations faites
depuis quelques années par des maîtres de
l'art, et quelques-unes dont j'ai été témoin ,
m'ont convaincu de son peu d'efficacité, loin
de la conseiller, je serais tenté de la proscrire
tout-à-fait.

STORCK a conseillé l'extrait et l'eau distillée de la *pulsatille noire* pour la cure de
la goutte-sereine , prises l'un et l'autre à des
doses proportionnées. On trouve dans son
traité des observations qui sont en faveur
de ce moyen. COLLIN , à son exemple ,
vante et donne la préférence à une autre
plante , qu'il désigne sous le nom d'*arnica*,
et il s'autorise des faits qu'il dit lui avoir
réussi. Je ne porterai point un jugement positif sur l'emploi de ces deux moyens, avec
d'autant plus de raison , que les avis des mé-
cins et chirurgiens étrangers, avec qui j'en

ai conféré, ne m'ont pas paru être bien favorables aux idées de ces deux praticiens.

J'ai suivi le traitement qu'un médecin allemand fit subir à une dame âgée de quarante-cinq ans. Sa vue s'était perdue peu à peu; la goutte-sereine était bien caractérisée. Il lui fit prendre d'abord quelques grains d'émétique, et réitéra deux jours après, puis la purgea. Il la mit ensuite à l'usage de la pulsatille, lui faisant prendre trois fois le jour quelques grains de l'extrait de cette plante, et boire par-dessus quatre onces de son eau distillée. Ce traitement fut continué pendant trois mois, sans aucun succès.

D'après ce qui vient d'être énoncé dans ce mémoire, il est aisé de se convaincre du peu de confiance qu'on doit avoir dans ces remèdes vantés avec emphase, et que ces prétendus guérisseurs, qui n'agissent toujours que par routine et sans principes, administrent indifféremment dans tous les cas.

MÉMOIRE

SUR

LES VERS DES YEUX.

Lu à l'Académie de Chirurgie en 1778.

GUILLEMEAU, le premier qui ait fait un traité particulier sur les maladies de l'œil, fait mention de celle nommée *phtiriasis ; il s'engendre*, dit-il, *par gourmandises, saletés, ordures, ou mauvais régime de vivre, de petits poux larges, qui molestent le poil des paupieres* (1). Il rapporte, pour preuve de ce qu'il avance, une lettre de LEJEUNE. Ce chirurgien lui mande qu'*il y avait dans sa maison une personne sujette à une singuliere maladie de l'œil. Il lui survenait à la conjonctive certains petits animaux semblables à de petits poux, ou gros cirons,*

____

(1) Traité des maladies de l'œil, Paris, 1585, in-12., pag. 48 et 102.

qui lui causaient une démangeaison insu-
portable. Tous les moyens propres à com-
battre le phtiriasis n'avaient pu la soulager.
Une femme, à qui la malade s'était confiée,
lui ôta fort dextrement, avec une aiguille
d'argent, tous ces cirons, sans lui faire
grandes douleurs, etc. Il ajoute que s'il
n'avait pas vu marcher ces insectes, il
n'aurait pu se persuader qu'il pût s'engen-
drer telle vermine dans l'œil, sur-tout en-
core s'il n'avait pas vérifié plusieurs faits
de cette nature que lui avait allégué cette
femme.

Daniel Leclerc, dans l'histoire naturelle
et médicale des vers qui prennent naissance
dans les différentes parties du corps de
l'homme, traite d'une maniere particuliere
des cirons et des vers, qu'il dit pouvoir survenir aux yeux. Il rapporte tout au long la
lettre de Lejeune, pour prouver la présence
des vers dans les yeux (1). Il cite Pechellini,

---

(1) Histoire naturelle et médicale des vers, etc,
annoncée dans le journal de Léipsick, année 1715,
Sept., pag. 110; et Danielis Leclerc, historia
naturalis et medica lubricodum, in-4º., Genevæ,
1715, cap. 13, pag. 273 et 311.

et tire du mémoire de cet auteur la réponse à la demande qu'il se fait à lui-même, savoir ; *s'il n'est jamais sorti des vers des yeux ?*

PECHELLINI qui paraît avoir adopté le système de ceux qui trouvent des vers partout, même dans les eaux les plus claires, dit qu'*il ne sait pas si on a observé qu'il devait se trouver dans les maladies inflammatoires des yeux des petits vers très fins, très-déliés, et presqu'insensibles* (1). Pour donner plus de poids à son assertion, il ajoute l'observation suivante qui lui est propre.

« *Premiere observation.* Une petite fille, âgée de huit ans, dont les yeux étaient malades depuis cinq ans, fut confiée à mes soins. Les bords des paupieres étaient rouges, enflammés et fatigués d'une démangeaison insupportable. Le frottement des mains ne faisait que l'augmenter. On avait mis toutes sortes de moyens en usage pour calmer et diminuer le flux des larmes, mais envain. Les remedes, soit chauds, soit froids, ne

____

(1) Journal des savans de Léipsick, année 1691, pag. 234.

soulagerent pas la malade. La mère lassée de ces non-succès, fit durcir un œuf, le fendit en deux, en retira le jaune, et appliqua le blanc, encore chaud, du côté de sa concavité sur l'œil. La démangeaison cessa et quantité de petits animaux, en forme de lentes, attirés par l'odeur et la vapeur qui exhalaient de cet œuf, vinrent s'y attacher. Ces petits insectes étaient si petits qu'à peine pouvait-on les distinguer à l'œil nud. Ce ne fut qu'en les plaçant au grand jour et à l'aide du microscope que je remarquai leurs ombres et leurs figures, quoique confusément encore. » Il ajoute « qu'il crût devoir regarder comme l'effet de la rupture d'un petit corps salin-nitreux, la décrépitation de ces petits corps soumis à l'action d'une chandelle. »

D. Leclerc, dit, au contraire, qu'il croit que ces petits corps étaient plutôt des œufs de vers que des vers, et non des corps salins-nitreux, comme l'avait pensé Pechellini, ce qu'il n'assure cependant pas, quoiqu'il eut trouvé dans les Mêlanges des curieux de la nature, une observation d'un ver, extrait de la paupière d'un homme, qui, depuis long-temps, était tourmenté d'une ophthalmie violente (1).

Deuxieme observation. Simon Schulzius qui a communiqué cette observation, dit que Gaspard Wendlant, apothicaire renommé, « avait tiré de la paupiere d'un enfant de deux ans, un ver blanc de la grosseur d'une chenille. Il y avait autour de l'œil de cet enfant une tumeur considérable accompagnée de rougeur. Les paupieres ne pouvaient se fermer sans que ce malade n'éprouvat de vives douleurs. A la suite de ce ver il ne sortit ni sang ni pus. Cet enfant recouvra en peu de temps la santé. »

Garmaan dit aussi avoir vu remuer des vers, qui, par maladie, étaient sortis des yeux d'un gentilhomme (2).

J.-B. Helmont, dans son traité des tumeurs pestillentielles, assure en avoir trouvé dans les yeux des crapauds (3).

---

(1) Mêlanges des curieux de la nature, décur. Ire. année, 2e. obs. 24, pag. 43.

(2) Garmaani *miracula mortuorum, Dresdæ,* 1739, in-4°., lib. 3, tit. 1, §. 94, pag. 883.

(3) J.-B. Helmont, traité des tumeurs pestilenties, pag. 884.

Toutes ces observations se réduisent donc à prouver seulement qu'il s'est rencontré aux environs des paupieres des vers de différentes espèces, parmi lesquels quelques-uns n'avaient sûrement pas pris naissance dans ces parties, mais avaient pu par leur séjour y prendre de l'accroissement et, occasionner les accidens dont il vient d'être fait mention. C'est peut-être là la raison qui a déterminé ANDRY à n'en point parler, lui qui paroît avoir consulté les auteurs que je viens de citer, et particulierement SCHEN-KIUS.

Les conférences particulieres que j'ai eu avec les personnes le fait, et notamment avec DEMOURS pere, re m'ont rien dit de plus satisfaisant. Pendant cinquante ans, et plus, qu'il a fait son unique occupation du traitement des maladies des yeux, il n'a eu aucune occasion de remarquer pareil phénomene. GUERSIN, chirurgien très-instruit, qui a passé un temps considérable sur les côtes d'Afrique, m'a assuré n'avoir jamais vu ni entendu dire qu'un negre ait été affecté de cette maladie; quoique de l'aveu de tous les praticiens, cette espèce d'homme soit plus sujette que les blancs aux dragoneaux et aux maladies vermineuses de toute nature (1).

D'après ce qui vient d'être dit, il paraîtrait assez inutile d'insister sur une maladie qu'on pourrait regarder comme imaginaire à certains égards. Il ne fallait rien moins que les observations de deux chirurgiens, fixés depuis long-temps en Amérique, pour me faire redoubler d'attention dans mes recherches. Les détails dans lesquels ils sont entrés sur les faits dont ils ont fait part à l'Académie, sont trop circonstanciés pour croire qu'ils aient voulu en imposer, quoique la singularité et la rareté de la maladie semble cependant ne pas mériter une entiere confiance : aussi ce n'a été que sous l'enveloppe du doute que M. LASSUS a communiqué la premiere observation sur cette matiere ainsi conçue.

Troisieme observation. En 1768, on fit voir à M. BAJON une petite négresse, agée d'environ huit ans, dans l'œil de laquelle on voyait remuer un ver, de la grosseur d'un

____

(1) Ce chirurgien-médecin a certifié ces faits dans un mémoire qu'il a donné à l'académie des sciences en 1759.

fil de moyenne grosseur, long d'un pouce, enfermé dans le tissu cellulaire qui unit la conjonctive à la sclérotique. Il se remuait par des mouvemens obliques et tortueux , et n'occasionnait que de légeres douleurs. L'œil était un peu enflammé. Les larmes coulaient avec abondance. Ce chirurgien fit une petite incision à la conjonctive du côté où était la tête de l'insecte, et le tira au dehors avec une aiguille. Vingt-quatre heures après cette malade fut guérie.

Quatrieme observation. En 1771, on présenta à ce Chirurgien une autre négresse qui avait l'œil enflammé et douloureux. Il reconnut un ver plus gros et plus long que le précédent. Il se mouvait autour du globe entre la conjonctive et la sclérotique. L'opération qu'il proposa n'ayant point été accueillie , il perdit de vue cette malade.

Il fallait encore les observations suivantes pour fixer l'attention de l'Académie sur cet objet , et détruire l'impression peu favorable que ces premieres avaient faites. L'occasion s'en présenta en 1778 , époque à laquelle M. MERCIER, chirurgien à Saint-Domingue , communiqua les faits suivants.

Cinquieme

Cinquieme observation. Il fut mandé, en juillet 1771, pour voir une négresse, tourmentée depuis plusieurs jours d'une inflammation considérable, accompagnée de tension autour de l'œil, et d'une grande démangeaison. Il apperçut sous la cornée transparente un ver de la grosseur d'une chanterelle de violon, long de quinze lignes environs. Il lui fit faire quelques mouvemens. Résolu de l'extraire, il se servit pour cela d'une aiguille à broder, avec laquelle il saisit la cornée à l'endroit de l'élévation que lui faisait faire le ver, et avec la pointe d'une lancette il incisa la cornée dans une étendue d'une ligne et demie, passa ensuite l'aiguille sous le ver en le soulevant un peu. Il lui fit faire des mouvemens qui l'obligerent à sortir comme de lui-même. Ce ver remua encore l'espace de trois minutes après son extraction. La négresse fut soulagée sur-le-champ, et le landemain absolument guérie. Il bassina l'œil avec les eaux distillées de roses et de plantain.

Sixieme observation. En août 1774, le même chirurgien trouva sur la cornée transparente de l'œil droit d'un negre un ver, qui pouvait avoir seize lignes de long, gros comme une épingle ordinaire. Il en fit l'extraction de la même maniere que ci-dessus. Le malade a guéri aussi facilement. Le ver remua encore pendant l'espace de huit à dix minutes après son extraction (1).

Ces faits ne répugnent pas à ce qui a été dit. La probabilité n'exclu pas l'existence de ces insectes dans les parties constituantes de l'œil. Puisqu'il s'en trouvent dans toutes les autres parties qui composent le corps de l'homme, pourquoi ne s'en trouverait il pas dans les parties voisines et intégrantes du globe? Leur nature peut seule nous donner l'explication de ces phénomenes.

---

(1) Au moment où je corrige ce mémoire (en 1795), la demoiselle L. FRAISE, créole, née aux cayes, Saint-Domingue, m'a assuré que son jeune frere avait eu plusieurs fois des vers dans les yeux, à l'âge de trois à cinq ans. Il était incommodé et souffrait pendant trois semaines environs chaque fois; mais sitôt que le ver avait percé la conjective, on en achevait l'extraction, soit avec une tête-d'épingle, soit avec le doigt. Il était guéri dans les vingt-quatre heures. Elle m'a ajouté que l'on attribuait cette maladie à la malpropreté de la négresse qui en avait soin, et que souvent les petits negres étaient aussi attaqués de la même maladie.

Parmi les différens vers qui se trouvent dans l'homme, ANDRY fait mention d'une espèce particuliere, qu'il appelle *ver sanguin* (1). Suivant lui ce ver s'engendre dans le sang, et ne paraît blanc que parce qu'il se nourrit des parties blanches et chyleuses qui n'ont point encore été converties en sang. Ces sortes de vers ainsi renfermés dans les vaisseaux sanguins, y prennent non-seulement de l'accroissement, mais sont encore portés par la liqueur dans laquelle ils nagent, dans différentes parties, et peuvent par conconséquent pénétrer jusques dans les plus petites ramifications des artères. Leur extrême finesse, dans le commencement de leur existence, et le peu de douleur que cause leur présence, semblent inviter à croire que ceux que MM. MERCIER et BAJON ont eu occasion de voir, étaient de cette espèce.

Si donc les auteurs qui ont traité de ces insectes, tels que VALISNERI, ANDRY, LECLER, BIANCHY, TULPIUS et autres, ne nous ont donné aucun exemple de leur pré-

----

(1) Traité de la génération des vers, pag. 55 et 103.

sence dans les yeux, ne peut-on pas en ac-
cuser : 1°. l'extrême finesse des vaisseaux
qui arrosent cette partie, et qui semblent
ne pouvoir se prêter à l'admission de ces insectes ; 2°. la grande sensibilité de l'œil,
qui, lorsqu'il est enflammé ou irrité par
quelque cause que ce soit, ne permet pas
toujours qu'on l'examine avec toute la len-
teur, l'attention et l'exactitude qu'il conviendrait. En effet, des observations reçues
postérieurement, viennent non-seulement à
l'appui des premieres, mais confirment ce
que j'avance. Elles sont de M. Guyot,
chirurgien instruit, qui a fait plusieurs
voyages à la côte d'Angôle. Elles lui ont
été fournies à l'occasion d'une ophthalmie,
produite par des vers dans les yeux. Les
détails dans lesquels il entre sont trop inter-
ressants pour ne pas les rapporter en entier.

« Les negres de Congo, dit ce chirurgien,
sont sujets aux ophthalmies de deux espèces,
sur-tout quand ils sont à bord d'un navire,
où ils font peu d'exercice, et n'ayant pour
toute nourriture que des feves des marais
torréfiées, cuites simplement à l'eau avec
un peu de sel ; ce qui donne lieu a l'épaississement des humeurs, et d'où, comme je

le crois, résulte cette maladie. Dans le nombre de ceux qui sont attaqués de ce mal, j'ai observé, dès mes premiers voyages, qu'il se trouvaient toujours quelques-uns de ces negres, qui, quoique traités aussi méthodiquement que les autres, ne guérissaient pas parfaitement; ce qui me fit, dans les premiers temps, employer bien des remedes sans succès, ne connaissant pas la cause de cette maladie. »

« *Huitieme observation*. J'apperçus enfin, après avoir examiné plusieurs fois et avec toute l'attention possible, les yeux de ces malades, sur le globe de l'œil d'une négresse un sillon à la conjective, semblable à une veine variqueuse, qui me détermina à y faire de petites mouchetures, pour en procurer le dégorgement. Ayant attaqué avec la pointe d'une lancette cette prétendue veine, je fus très-surpris de voir disparaître ce sillon. Cette malade me dit aussitôt qu'elle sentait quelque chose qui remuait dans son œil, et que ce mouvement était profond. Je soupçonnai que ce ne pouvait être autre chose qu'un *ver ambulant* qui paraissait quelquefois sous la conjonctive, et quelquefois s'enfonçait vers la partie postérieure de l'œil. Je demandai à plusieurs negres si ils étaient sujets à avoir des vers dans les yeux. Ils m'apprirent que cette maladie était assez commune dans leur pays, et que c'était un *Lôa* ; (c'est le nom qu'ils donnent à ce ver). Je leurs fis plusieurs questions pour savoir comme était ce ver, et si ils connaissaient quelques remedes pour le détruire. Ils ne purent me dire rien de certain, sinon, que ces vers après avoir disparus pendant un ou deux mois, reparaissaient et fesaient renaître l'inflammation et le larmoiement, et qu'après plusieurs années de semblables alternatives, ils sortent de l'œil sans qu'on s'en apperçoive et sans faire de remedes , d'où j'ai conclu qu'ils n'avaient pas une connaissance parfaite de cette maladie. »

« N'ayant donc pu rien apprendre de positif de la part des negres, je m'appliquai à connaître la nature de cette maladie. Je fis toutes les recherches possibles pour découvrir de pareils vers. Celui que j'avais vu à cette négresse reparut plusieurs fois ; mais aussitôt que je touchois le lieu où il était, il rampait sous la conjective et s'enfonçait vers la partie postérieur de l'orbite. J'eus occasion de voir, dans ce même voyage, plusieurs negres affectés de cette maladie, pour laquelle j'employai, sans succès, les collyres, faits avec la décoction des plantes ameres, de l'aloës et du fiel de différents animaux. »

« *Neuvieme observation.* En 1777 je fis un nouveau voyage à la côte d'Angôle. Dès qu'il y eût des negres à bord, je renouvelai mes recherches. J'eus la satisfaction de trouver plusieurs de ces individus attaqués de cette même maladie. Comme je n'avais retiré aucun avantage des remedes que j'avais employé, je me proposai d'extraire ce ver par une petite ouverture faite à la conjonctive. Pour cet effet il fallait le fixer. Je me servi donc d'une pince à disséquer, sans toutefois pouvoir le saisir. »

« *Dixieme observation.* Dans une autre occasion j'employai une aiguille à suture de moyenne grosseur, avec laquelle je perçai la conjonctive à côté du ver, et la fis passer entre le ver et la cornée, pour la faire sortir par le côté opposé. De cette maniere je l'engageai dans la courbure de l'aiguille en soulevant la portion de la conjonctive comprise avec le ver dans la partie concave de l'aiguille. Je la divisai, et tirai le ver sans être tronqué ni applati, et ayant encore assez de vigueur pour se remuer. Il faut que cette opération soit faite très-promptement, autrement le ver s'échappe, on le perd de vue quelquefois pour très-long-temps. De cinq negres, sur lesquels j'ai tenté cette opération, je n'ai pu tirer ce ver qu'à deux. Ils ont disparu chez les autres sans qu'ils aient occasionnés aucune lésion apparente à la conjonctive, et ils n'ont pas reparu pendant tout le temps que je suis resté avec ces negres. Les deux vers que j'ai tiré était tout-à-fait semblables. Ils m'ont semblé être de la nature des *strongles*, par leur couleur, leur figure et leur consistance. Leur longueur était d'environ quinze lignes, et leur grosseur un peu moindre que celle d'une chantrelle de violon. »

« Je ne crois pas que ces vers soient de l'espèce du *dragoneau*, car ils sont très-blancs, plus durs et moins longs à proportion. Je n'ai jamais vu ce ver se faire jour de lui-même. Pendant sept voyages que j'ai fait à la côte d'Angôle, je n'ai vu aucun negre attaqué du *dragoneau*. Plusieurs chirurgiens qui ont navigué sur ces côtes m'ont assuré n'en avoir jamais vu. Cette circonstance me porte à croire que les negres de cette contrée n'y sont pas sujets. N'importe de quelque nature que soit ce petit ver, je pense que si on pouvait l'extraire dès qu'on l'apperçoit, on remédirait aux accidents de l'inflammation, etc. Ceux à qui j'ai fait cette opération furent guéris en vingt-quatre heures , sans autre remede qu'un mélange d'eau rose et d'eau vulnéraire instillé dans l'œil. Les negres attaqués de cette maladie, n'ont ordinairement qu'un ver qui se trouve à l'un de leurs yeux. ».

Il est donc probable que les insectes trouvés par ces chirurgiens, avaient été entraînés ou portés dans l'endroit de l'œil où ils se sont fait appercevoir lorsqu'ils étaient encore très-petits, et qui engagés dans ces vaisseaux, ils n'ont pu rétrograder ; que là ils y ont pris de l'accroissement et ont dilaté insensiblement le vaisseau dans lequel ils étaient contenus, au point d'y pouvoir exécuter des mouvements sensibles : mouvemens qui sont propres et particuliers aux vers sanguins, suivant ANDRY, et qui ne se remarquent jamais dans ceux de l'espèce nommée *dragonneau* ou *veine de médine*, comme on pourrait l'insinuer ; ces derniers n'étant que des concrétions polipeuses inorganiques, nullement susceptibles de mouvement progressif, et très-facile à casser ; espèce de ver à laquelle sont très-sujets tous les negres en général.

Le siége qu'occupaient les vers reconnus par les chirurgiens, ci-dessus nommés, était le meme. *Ils rampaient circulairement au tour de la cornée sans passer sur la lumiere.* Ils étaient situés près du bord de la cornée à son union avec la sclérotique, sous la conjonctive. *La* dissection d'un œil, ainsi affecté, dissiperait tout doute à ce sujet, et donnerait des notions justes sur cette maladie ; à son défaut nous ne pouvons que nous en rapporter à ce qui a été observé par les anatomistes.

Zinn, un de ceux qui ait examiné l'œil avec toute l'attention dont un homme studieux est capable, semble nous fournir l'explication de ces faits. C'est dans son mémoire sur la différence qu'il y a entre l'œil humain et celui des brutes qu'on la trouve (1).

___

(1) Ce mémoire est inséré parmi ceux de l'accadémie de Gottingen, tom. IV.

Dans la description qu'il donne de quelques vaisseaux artériels de certains animaux,
il dit, que « dans l'homme les arteres ciliaires longues, au nombre de deux, percent
la sclérotique un peu plus loin que le nerf
optique, s'avancent en droite ligne suivant
la longueur de la choroïde, à qui elles fournissent quelques rameaux, et se subdivisent ensuite en deux branches qui se
portent, l'une à droite, l'autre à gauche,
et qui, venant à se rencontrer, *forment le
grand cercle de l'iris*..... Dans les brutes,
au contraire, les arteres ciliaires longues s'a-
vancent jusques sur la surface de la sclérotique, après avoir percé le muscle suspenseur. De la convexité de l'arc qu'elles forment, il part plusieurs rameaux qui se
portent à l'origine de la cornée, lesquels se
subdivisent en deux autres, qui, se dirigeant
l'un à droite l'autre à gauche, viennent se
rencontrer avec les rameaux voisins, *forment un cercle très-près de l'union de la
cornée avec la sclérotique, et parallèle à
son bord.* »

D'après cette assertion et les variations
sans nombre que nous offre l'Angiologie, ne
pouvait-on pas conjecturer que les vers dont

il est question dans les observations de MM. Bajon, Guyot et Mercier, étaient contenus dans ce cercle artériel, ainsi formé au bord de la cornée, tout près de son union avec la sclérotique, et pouvaient *s'y mouvoir sans passer* au devant de la pupille. La maniere dont ils s'expliquent sur les circonstances de l'opération qu'ils disent avoir faite confirme ce que j'avance.

La possibilité de cette maladie une fois reconnue, il ne sera pas difficile d'en assigner la cause. L'inspection de l'œil suffira pour établir le diagnostic. L'inflammation plus ou moins violente, la démangeaison, le larmoiement, suite nécessaire de ces deux premieres, la tumeur que forme l'insecte, la couleur blanche qu'elle réfléchit, les mouvemens de l'insecte même, seront autant de signes qui la feront connaître et distinguer de toute autre maladie. Le prognostic, qui, en général, ne peut présenter rien de fâcheux, peut cependant varier suivant le volume de l'insecte, le temps qu'il y a qu'il existe, la violence de l'inflammation et des douleurs, ainsi que de quelques autres circonstances particulieres, relatives au malade.

L'opération qui, à mon avis, est le seul moyen par lequel on puisse obtenir la guérison , sera exécutée suivant la méthode que les chirurgiens, dénommés en ce mémoire, ont suivis. Le malade sera pansé simplement avec une fomentation d'eau distillée de roses et de plantin , auxquelles on ajoutera une partie d'eau vulnéraire spiritueuse,

RÉFLEXIONS

Sur la cause de la dépravation des humeurs à la suite des plaies graves.

Lues à l'Académie de Chirurgie en 1777.

Ce n'est pas sans étonnement que j'ai trouvé dans les auteurs que le plus grand nombre des praticiens attribuaient l'hydropisie, qui suit quelquefois, et souvent assez promptement, les plaies graves, à la dépravation des humeurs qui existait *probablement* chez les malades avant leur accident. J'ai même entendu soutenir ce systême par des praticiens distingués. Il est vrai de dire aussi que quelques-uns ont réclamé contre cette assertion, et ont assuré que nos anciens avaient prononcé trop légerement, ou trop généralement, puisque l'expérience avait fourni des occasions de reconnaître que tel ou tel sujet qui avait succombé à cette maladie consécutive, était sain, bien portant, et nullement

affecté d'aucun vice avant d'avoir été blessé.
Plusieurs fois j'ai été témoin des discussions
qui se sont élevées à ce sujet : mais je n'ai
point eu la satisfaction de voir qu'on eût
rien décidé de positif. Ces discussions n'a-
vaient d'autre but que de faire connaître
combien il serait avantageux pour le progrès
de l'art d'examiner à fond cette matiere, et
de déterminer d'une maniere claire et pré-
cise les causes d'une révolution dont les malades sont presque toujours les victimes.

Je n'ai pas la folle présomption de pré-
tendre donner la solution d'un problême si
important, je ne me propose, dans ce précis,
que de faire part des idées que ma pratique
m'a suggéré, dans l'espérance qu'elles feront
naître à d'autres des réflexions infiniment
utiles.

La triste fin de quelques malades qui
avaient été confiés à mes soins, soit à l'Hôtel-
Dieu de Paris, soit à l'armée, avoit fixé
mon attention. Je ne laissai point échapper
l'occasion d'examiner la cause de leur mort,
que je regardais comme anticipée. L'examen
des cadavres me faisaient bien connaître les
changemens qui s'étaient opérés ; mais ce
ne fut qu'en réfléchissant sur ce qui s'était

passé

passé dans le cours du traitement, que j'ai cru en avoir reconnu la cause. Je remarquai que quelques circonstances imprévues avaient interrompu et contrarié plus sensiblement que les autres la marche de la nature, et fait changer subitement la route que le chirurgien s'était proposé de tenir. En effet, une nouvelle désagréable avait vivement affecté quelques-uns de ces blessés; d'autres avaient commis quelques indiscrétions dans le régime prescrit ; chez d'autres c'était des variations subites dans l'administration ou l'usage des six choses non naturelles. Je remarquai encore que des accidens particuliers, qu'on n'avait pu prévoir, avaient fait changer subitement l'ordre du traitement de la maladie principale, en présentant des indications différentes. Dans le nombre des faits que je pourrais citer pour appuyer mon sentiment, je ne m'arrêterai qu'à ceux qui suivent comme les plus frappans.

Première observation. **J. Bellier** fut atteint le 15 février 1769 d'un coup de feu. La balle le frappa à la partie moyenne supérieure un peu interne du bras gauche ; elle perça les parties charnues, et sortit à la partie opposée sans avoir touché *l'humerus.*

Il ne fut apporté à l'hôpital de Bastia que soixante heures après. Le bras était fort gonflé. Je fis des incisions nécessaires pour détruire les étranglemens que je reconnus et qui avaient donné lieu au gonflement, avec l'attention de m'éloigner du trajet des vaisseaux : je ne passai point de séton dans la crainte de les toucher. Je pansai le blessé très-simplement. Ces opérations eurent tout le succès désiré. Le gonflement se dissipa promptement, et le huitieme jour il se trouva dans un état satisfaisant; la suppuration bien établie; le pus d'une bonne qualité; les chairs vermeilles et grenues : tout en un mot annonçait une guérison prochaine. Ce blessé était un jeune homme fort, vigoureux, d'un tempérament sanguin et bien portant avant cet accident.

Le dixieme jour, en enlevant, quoiqu'avec beaucoup de douceur et de précautions le plumaceau qui couvrait la plaie antérieure, il survint une hémorragie considérable. Je portai aussitôt le doigt sous l'aisselle et arrêtai le sang. Je priai le Chirurgien en chef, qui se trouvait dans la salle, d'approcher pour consulter avec lui et aviser ensemble sur le parti qu'il convenait de prendre.

Il proposa de faire *seulement un bandage un peu serré à la partie supérieure du bras et de tamponner les deux plaies*, ce que j'exécutai avec une répugnance mêlée de crainte pour la suite. Malgré l'exactitude et le soin que j'avais mis à me conformer à cet ordre, l'hémorragie se manifesta le soir avec force, le sang ruisselant, pour ainsi dire, de dessous tous les linges. Ce fut alors qu'*il fut d'avis d'appliquer le tourniquet, de pancer de nouveau les plaies, en les temponnant encore, comme on avait fait le matin.* Je témoignai mes craintes, et la proposition que j'avais déjà faite de procéder ou à la ligature de l'artère, ou à l'amputation fut rejetée, disant que *si il en fallait venir à l'une ou à l'autre de ces extrémités, on serait toujours à temps de le faire.* Un éleve intelligent fut placé à côté du blessé, et pendant quarante-huit heures on ne toucha nullement aux plaies. Le sang ne parut plus : mais en échange il survint un gonflement considérable au bras, tant inférieurement que supérieurement à l'endroit où était placé le tourniquet, et bientôt après toute l'habitude du corps devint bouffie, d'une couleur jeaunâtre et plombée. L'appareil fut levé le troisieme jour après l'application du tourniquet, les plaies étaient peu humectées, et le peu de pus qui existait était séreux, noirâtre et très-fétide. Je lâchai un peu le tourniquet; cette précaution n'empêcha pas qu'il ne survint dans la journée des phlictaines sur la main et sur l'avant-bras. Les boissons apéritives, laxatives, antiseptiques et autres moyens analogues qui furent prescrits ne changerent rien à l'état de ce blessé. Il devint de plus en plus enflé; la couleur de la peau devint plus foncée, etc. Ce fut alors qu'*on convint qu'il n'était plus temps* de recourir à l'amputation, la mort de cet homme étant très-prochaine. Il périt le seizieme jour de sa blessure comme suffoqué par le volume énorme de son corps.

L'examen du cadavre me fit connaître que le sang était sorti du tronc principal de l'artère brachiale; que la compression constante du tourniquet avait empêché le dégorgement des sources qui fournissaient la matiere du pus, ce qu'avoit favorisé, conjointement avec la suspension des pancements, un reflux de matiere purulente dans le torrent de la circulation. En effet, je trouvai tout le tissu cellulaire de cette extrémité supérieure entiere rempli d'un pus semblable à celui qui découlait des plaies dans les derniers pancements ; j'en trouvai aussi dans le tissu cellulaire de toutes les parties du corps où je plongeai à dessein le scalpel, et je trouvai dans la capacité de l'abdomen environs cinq à six pintes d'eau jaunâtre, épaisse et très-fétide.

Je crois donc pouvoir assurer, d'après cette observation, que la dépravation des humeurs qui s'était opérée chez ce blessé, ne venait nullement d'une disposition morbifique antécédente à son accident ; mais qu'elle avait été déterminée, moins par la gravité de l'accident survenu (l'*hémorragie*), que par le dérangement qu'il occasionnat dans l'ordre du traitement. La compression exercée au-dessus des plaies, pour arrêter cette hémorragie, jointe à l'intervalle de trois jours, pandant lesquels ce blessé ne fut point pancé, s'opposant à l'évacuation du pus que fournissaient ces plaies, favorisèrent la métastase ou reflux de la matiere purulente dans le torrent de la circulation et infecta promptement la masse entiere de liqueurs. On peut encore regarder comme cause concomitante d'un changement aussi subit , l'impression fâcheuse que fit sur l'ame de ce jeune homme (qui n'était pas sans esprit) la connaissance du danger qui le menaçait.

On aurait conservé ce sujet, si, ainsi que je l'avois proposé , on eût découvert l'artère, soit pour appliquer dessus son ouverture un morceau d'agaric, soit pour en faire la ligature, soit enfin pour se déterminer à amputer le bras dans l'article si les premiers moyens eussent été reconnus insuffisants. On s'obstina au contraire à laisser le tourniquet en place (non pas celui de PETIT, mais bien , celui connu sous le nom de *garrot*, qui fait une compression circulaire et exacte) , assurant toujours *qu'on serait à temps d'y faire droit.*

L'observation suivante vient à l'appui, et prouve combien on s'abuse en temporisant dans nombre de cas.

Deuxieme observation. J. *Falq* fut blessé de plusieurs coups de feu le 30 mai 1770. L'un d'eux avait fracassé la partie moyenne et supérieure de l'*humerus;* un autre avait aussi fracturé cet os à la partie inférieure près son articulation avec l'avant-bras. Les autres coups étaient de peu de conséquence.

Le grand délabrement qui existait, tant dans l'os que dans les chairs, faisant craindre que les troncs artériels n'eussent été froissés par les balles, et qu'au moment de la chute des escharres il ne survînt des hémorragies considérables, je proposai l'amputation de ce membre. On s'y opposa vigoureusement, donnant pour seule raison, que *si il fallait en venir à cette extrémité*, *on serait toujours assez à temps*. Les faits que je citai, tirés des exemples frappans qui s'étaient passés depuis peu sous nos yeux, ne furent point écoutés. Ce blessé, qui était fort, vigoureux et bien portant avant, ne tarda pas d'être en proie à une foule d'accidents. Fievre, douleurs, agitations convulsives, hémorragies, souvent répétées, obligerent successivement d'épuiser ce sujet par les saignées, une diete sévere, et nombre de variations dans les pancements. Voyant que le chagrin commençait à augmenter la masse des accidens, je sollicitai de nouveau l'amputation. Persuadé qu'en réduisant toutes ces plaies, grievement compliquées, à une plaie simple, ce serait le seul moyen de sauver ce blessé : ce fut en vain ; *il fallut temporiser*, tant qu'enfin ce jeune homme

tomba le quinzieme jour dans un état dé-
sespéré et languit, presque agonisant, jusqu'au dix-neuvieme, qu'il périt. On avoua
pendant ces quatre derniers jours qu'*il n'é-
tait plus temps de recourir au moyen proposé.*

L'ouverture du cadavre nous fit reconnaître une dissolution complette du sang. La
poitrine remplie d'une eau rousse et légerement sanguinolente, et le ventre contenait
environ huit pintes d'eau épaisse et fétide.
On ne peut raisonablement pas attribuer à
une cause antécédente à l'accident, la dissolution des liqueurs qui s'est opéré chez ce
sujet.

Troisieme observation. Il en a été de
même pour un postillon qui eut la jambe
droite fracassée par la roue d'une voiture
pesamment chargée. Nombre d'accidents sur-
vinrent vers le douzieme jour ; convulsions,
hémorragies, etc. Ce fut en vain qu'on eut
recours au tourniquet, qu'on suspendit les
pancements et que l'on changea le régime.
Ce blessé, qui, jusqu'à cette époque, avait
toujours montré du courage, et en qui l'on
n'avait jamais remarqué aucune disposition
morbifique, s'affecta tellement de voir les

accidents augmenter, malgré les soins qu'on lui donnait, que le délire survint, et peu après perte de connaissance. Il tomba enfin dans une espèce d'agonie, qui dura six à sept jours, pendant lesquels le plus grand nombre des consultants ne cessaient de demander qu'on procédât à l'amputation. Opération que *l'on remettait toujours au landemain, étant persuadé qu'il serait toujours temps de la faire*, mais que *l'on convint* enfin les deux derniers jours *n'être plus praticable*. L'examen du cadavre découvrit une collection considérable d'eau épanchée dans l'abdomen. La quantité en fut évaluée à dix pintes au moins. Cette eau était d'un jaune sale et très-fétide. Toute la peau réfléchissait une couleur d'un jaune noirâtre. Elle était en outre parsemée de nombre d'échymoses.

Pourquoi donc aller chercher bien loin la cause de la dépravation des humeurs dans ces trois blessés, ailleurs que dans les circonstances qui ont eu lieu pendant le traitement de leurs blessures, et plus encore dans le désordre survenu dans l'économie animale par la foule et l'intensité des accidents qui se sont multipliés ? L'affection de l'ame à la vue du danger que chacun d'eux courrait, n'y a certainement pas peu contribué aussi. Pourquoi donc enfin, n'a-t-on pas cherché à soulager ces malades, à les arracher des bras de la mort par le seul moyen que la saine chirurgie offrait ? L'amputation.

Ce sont des faits de cette nature qui m'ont souvent engagé à soutenir, dans nombre d'occasions, que ce vice *prétendu* des humeurs, antécédentes aux blessures qu'avaient reçu les sujets, était imaginaire, et n'était pour rien dans les désordres qui se manifestaient avant la perte de ces blessés; mais qu'il était de la derniere importance pour le malade, que le chirurgien sut se décider et saisir le moment de faire une amputation, lorsque les choses se présentaient ainsi, plutôt que différer, sous ce prétexte illusoire, *qu'on est toujours à temps de la faire.* Je dis *illusoire* : car j'ai remarqué dans nombre de circonstances, que ce moment une fois échappé, ne revenait plus. Une foule d'accidents, qui présentent des contre-indications à l'opération de l'amputation, se succedent avec rapidité Or chercher à *temporiser*, dans presque tous les cas, dans l'espérance de trouver un moment plus favorable, c'est s'abuser, c'est une erreur, c'est une faute qui est toujours préjudiciable au malade.

Si il est quelques exemples (ce dont je me crois en droit de douter), qui semblent prouver qu'on a été assez heureux pour conserver les membres et la vie à quelque blessés de cette nature, ce n'a été très-certainement qu'après les avoir exposés à une foule d'accident. Aussi les observations connues sur cette matière, prouvent-elles que ces blessés ainsi rendus à la vie, ont été en très-petit nombre en comparaison de la multitude de ceux qui y ont succombé.

DISSERTATION
SUR
LE SARCOCELLE.

Lue à l'Académie de Chirurgie en 1777.

LES maladies du scrotum et du testicule n'ont échappées à presqu'aucuns de ceux qui ont traité des maladies en général. La brièveté avec laquelle ils en ont parlé, et l'espèce d'incertitude dans laquelle ils ont paru être à leur sujet, fait qu'ils ont laissé encore beaucoup à désirer. AL. MONRO(1) se plaint du peu d'observations qu'on a recuilli sur ces maladies. Par leurs secours, dit-il, on aurait sans doute tiré des inductions qui auraient mieux fait connaître et distinguer les différentes indispositions qui affectent ces parties. On voit, en effet, avec regret les méprises dans lesquelles sont tombé plusieurs

____

(1) Eessais de médecine d'Edimbourg. Tom. V, pages 384 et 413.

auteurs sur ces sortes de maladies, et principalement sur deux d'entre elles (l'*hydrocelle* et le *sarcocelle*), tant elles sont souvent difficiles à distinguer dans certains cas. Les réflexions de quelques anciens, telles que celles d'OLAUS-BORRICHIUS (1), sur les observations de FOREST, SENERT et autres, n'ont pas été suffisantes pour prémunir nos contemporains contre l'erreur. HEISTER dit avoir été témoin de plusieurs méprises à ce sujet de la part de plusieurs Chirurgiens très-expérimentés (2). Mon but n'est pas de donner dans ce mémoire des préceptes certains sur ces sortes de maladies. Je ne veux que discuter, 1°. si la tumeur dont il est question dans l'observation suivante étoit vraiment un *sarcocelle*, ainsi que l'a caractérisé M. ARRACHART, Chirurgien-major de l'hôpital militaire d'Arras. 2°. Si la conduite qu'on a tenue dans le traitement a été telle que la nature de la maladie semblait l'éxiger.

---

(1) Mémoires de l'académie de Copenhague, année 1671, obs. 97.

(2) Institut. chirurg., pais 2a., cap. 2, pag. 794.

OBSERVATION.

Un particulier, âgé de quarante ans environs, d'un tempérament mélancolique, sujet à des vertiges, avait déjà éprouvé des douleurs de goutte. Il ressentit, dans les derniers jours d'octobre 1774, une douleur subite et vive au testicule droit. Il faut observer que dans ce moment, ainsi que dans les jours précédents il n'avait fait ni chute, ni efforts, ni mouvements violents, et n'avait reçu aucuns coups auxquels on pût attribuer cette douleur. Il examina la partie et la trouvá gonflée. Il se transporta sur-le-champ à la ville, distante de son domicile de huit lieues. Son chirurgien ordinaire regardant cette indisposition comme l'effet d'une surabondance de semence retenue dans le testicule, persuada à cet homme que cela n'aurait point de suite, et le renvoya dans son bien sans lui rien prescrire.

Les douleurs, loin de se dissiper, augmenterent tellement, que le sixieme jour ce malade fut obligé de retourner à la ville. Il fut aussitôt saigné deux fois. La goutte qui se manifesta aux deux pieds, immédiatement après la seconde saignée, empêcha de procéder à une troisième. Trois mois se passerent, pendant lesquels on administra sans succès les remedes généraux. La maladie augmentant journellement, MM. MAJAULT, chirurgien en chef de l'hôpital militaire de Douai, et ARRACHART, chirurgien en chef de l'hôpital militaire d'Arras, furent consultés. Le Chirurgien ordinaire du malade assura avoir reconnu de la fluctuation dans la tumeur. L'examen fait par les Consultans leur fit connaître que cette tumeur, qui était très-grosse, pouvait être, avec raison, caractérisée de *sarcocelle*, vu sa dureté. Ils trouverent même que l'engorgement se prolongeait le long du cordon des vaisseaux spermatiques jusque dans le ventre. Le malade confirma leur opinion, en les assurant qu'il ressentait des douleurs sourdes et gravatives dans les lombes. Il fut décidé qu'on insisterait sur l'usage des remedes généraux seulement, variés suivant les circonstances, persuadé que l'opération de la castration serait infructueuse.

Peu de jours après, sur l'avis de quelques personnes nouvellement consultés, on lui établi deux cauteres. Les douleurs diminuerent assez pour permettre à ce malade de

sortir

sortir, moyennant le secours d'un suspensoir.
Cette satisfaction ne fut pas de longue durée.
Les douleurs redevinrent plus insupportables
qu'avant, parce que son Chirurgien, toujours
persuadé qu'il y avait épanchement d'un fluide
quelconque, avait décidé ce malade à se
laisser donner un coup de trois-quart dans sa
tumeur. Dans cette opération, l'instrument
fut dirigé plus sous les tégumens que vers le
centre de la tumeur: Il ne sortit que quelques gouttes de sang.

Le malade vint à Paris, en juin 1775.
Les avis des consultés furent partagés. A.
Petit proposa l'opération de la castration,
et insista fortement pour faire valoir son
avis. Moreau, Louis, Bordenave, et M.
Sabatier décidèrent au contraire que l'opération était non-seulement impraticable,
mais qu'elle pourrait encore accélérer la
perte du sujet. Ils ne prescrivirent rien de
particulier, et firent supprimer les cauteres
comme inutiles.

Le malade de retour à Arras, eut des in-
tervalles pendant lesquels son état était supportable. Une année se passa ainsi, à la fin
de laquelle les douleurs revinrent comme par
le passé. Cette fois il donna toute sa con-

fiance à Arrachart, qui demanda l'avis de Majault et Mélé, médecin de l'hôpital militaire de Douai. Ils trouverent la tumeur considérablement augmentée et aussi dure que par le passé. A toutes les questions qu'ils firent sur les causes de cette maladie, le malade répondait et assurait, comme il avait déjà fait, que le vice vénérien n'y avait aucune part. Le résultat de la consultation fut d'insister sur l'usage de tous les moyens propres à calmer les douleurs, tels que les bains, les sang-sues et autres, ils furent employés, mais sans succès. Les douleurs augmenterent, ainsi que la tumeur. La fievre survint avec un caractere irrégulier, peu à peu elle devint continue, accompagnée de frissons. Le dévoiement, la difficulté de respirer, la bouffissure des mains et du visage qui parurent alternativement, indiquerent l'épanchement dans la poitrine et la perte prochaine du sujet.

Arrachart, qui fit l'examen du cadavre le 2 décembre 1776, incisa le scrotum et détacha la tumeur. Elle avait la figure d'une forte, grosse et longue poire. Sa longueur était de sept pouces. Elle en avait autant de circonférence dans sa plus grande grosseur.

A sa bâse on remarquait trois éminences différentes, séparées les unes des autres, qui formaient chacune une tumeur de la grosseur de la moitié d'un œuf. A la pointe de la tumeur principale étaient aussi deux espèces de végétations de la même nature que les précédentes, lesquelles s'étendaient et recouvraient l'arcade crurale. Le cordon des vaisseaux spermatiques était du double et plus, plus gros que dans l'état naturel. Son volume augmentait à mesure qu'il s'éloignait de la tumeur, en se plongeant dans le ventre. Là, il était confondu avec les parties voisines, et retenue entre elles par quantité de productions glanduleuses, qui formaient une grosse et longue grappe, lesquelles étaient remplies d'une humeur blanche et épaisse comme de la bouillie. Le cordon ouvert, dans toute sa longueur, était rempli de la même humeur. On n'y distinguait aucuns vaisseaux sanguins, sinon une veine assez considérable qui rampait à son extérieur, qui lui était unie par un tissu cellu'aire dans quelques endroits et flottante dans d'autres. Le rein de ce côté, ainsi que les vaisseaux émulgens n'étaient pas malades. Le testicule, dont la figure a été décrite plus haut, était ferme et solide. Il ne fut pas possible de séparer aucune de ses membranes, tant elles étaint confondues et identifiées solidement entre elles. Une section longitudinale, faite dans toute l'épaisseur de cette masse, fit découvrir dans le centre une quantité de cellules spongieuses, toutes remplies d'une liqueur fétide, semblable à de la lie de vin épaissie, et dont la quantité fut évaluée à deux onces au plus. Les autres tumeurs et végétations qui les accompagnaient, et qui ont été décrites, étaient toutes carcinomateuses. Elles ne renfermaient aucun fluide.

§. I.

La tumeur était-elle un vrai sarcocelle ?

LA maladie dont est question dans cette observation, a commencé par une douleur subite et vive, qui se fit sentir dans le testicule, joint à un léger gonflement qui s'est manifesté au même instant. Le malade n'a pu l'attribuer à aucune cause externe. Parmi les causes internes qu'on aurait pu soupçonner, rien n'annonçait un vice vénérien, cancereux ni scrophuleux. On avait d'autant plus lieu de fixer son attention sur l'un d'eux, que l'on sait que l'effet de ces différentes causes est quelquefois très-prompt, et donne à l'instant naissance à une maladie inflammatoire très-aiguë.

Le Chirurgien ordinaire du malade crut la trouver, cette cause, dans la rétention de la matiere prolifique. Sans condamner son assertion, qui paraît d'autant mieux fondée, que cette douleur s'était fait sentir sur la fin d'une longue et violente érection; ce qui m'a été assuré par un ami du malade. Je me crois, au contraire, en droit de soupçonner, pour cause de cette maladie, l'humeur de la goutte, dont cet homme, peu âgé, avait déjà ressenti quelques atteintes. Le spasme et l'érétisme existans, au moment de l'érection, dans ces parties, et la liqueur séminale y affluant en plus grande abondance, il est très-probable que l'humeur goutteuse ait été portée dans le testicule plutôt qu'ailleurs, et s'y soit fixée. Les accidens plus ou moins graves, occasionnés par la présence de cette humeur, lorsqu'elle se jette sur les parties essentielles à la vie, nous fournissent journellement des exemples qui autorisent ma façon de penser.

Quelle que fut la cause de la douleur subite que ressentit le malade, il convenait, sans doute, de mettre en usage quelques moyens, tant pour calmer la douleur que pour dissiper le gonflement et l'engorgement. Faute de ces secours, qu'on se mit cependant en devoir d'administrer, mais trop tard, et qui furent encore souvent interrompus, la maladie fit des progrès, etc.

En effet, ce ne fut que le 7e. jour que cet homme fut saigné pour la premiere fois; une seconde saignée fut faite peu de temps après cette premiere. Les accidents en exigeaient une troisieme, sans doute; mais le chirurgien effrayé par l'apparition de la goutte, qui se manifesta aux pieds, cessa d'administrer les moyens qu'il se proposait d'employer, et abandonna les deux maladies à la nature.

Les avis partagés dans la premiere consultation, trois mois après, ne contribuerent pas peu à faire méconnaître la nature de la tumeur. L'un croyait ressentir un fluide épanché; les autres, eu égard au volume, à la dureté de la tumeur et à la force des douleurs, ne voyaient qu'un *surcocelle*. Le nom d'*hydrocelle* ne lui convenait point suivant eux, puisqu'ils ne reconnurent, en aucune maniere, cette fluctuation qui en fait le caractere essentiel. S'ils eussent connu l'observation de Forest, ils auraient suspendu leur jugement. Cet auteur fait mention d'une tumeur très-dure qui distendait le scrotum, qui avait été jugée, par tous ceux qui l'avaient vu, être un sarcocelle; cependant cette tumeur s'étant amollit dans l'espace de cinq années, il se fit une crevasse par laquelle il sortit une grande quantité d'eau.

Celui des consultants qui rejettait l'idée de sarcocelle, paraîtrait mieux fondé, puisque tous les auteurs se sont accordés à définir le sarcocelle, une tumeur du testicule accompagnée d'une légère résistence, sans douleurs, sur-tout dans les commencements; or le contraire était démontré dans la tumeur dont est question; son principe ayant été une douleur très-vive, qui a toujours été en augmentant ainsi que le gonflement, qui au lieu d'une légère rénitence, offrait une dureté très-sensible. Ces symptômes pouvaient bien avoir été l'effet d'une humeur quelconque, déposée, soit dans l'intérieur du cordon, soit dans l'intérieur même du testicule. On peut dire aussi que le caractère d'hydrocelle que lui donnait le Chirurgien ordinaire du malade n'était pas bien démontré.

Ne pourrait-on pas cependant concilier ces deux sentiments opposés ? L'expérience nous y autorise, BURON (1) dit, dans ses réflexions sur les maladies de cette espèce, que l'on donne trop légerement le nom de sarcocelle à toutes les tumeurs considérables du scrotum, sur-tout si elles sont dures, et si la peau conserve encore ses rides. (Symptôme qu'ARRACHART n'a pas fait remarquer, et qui cependant était essentiel à connaître). Il croit au contraire que plusieurs cas de cette nature ne sont autre chose, dans leurs principes, que des hydropisies enkistées de la seconde classe, c'est-à-dire, des épanchemens aqueux qui se forment entre le cordon des vaisseaux spermatiques et la tunique vaginale.

La possibilité en a été démontrée par LAFAYE, dans ses notes sur DIONIS ; mais l'épaisseur et la dureté du kiste empêchent qu'on ne la reconnaisse. Plusieurs observations rapportées par BURON (2) confirment

____

(1) Journal de Médecine, août 1772.
(2) Lieu cité.

son opinion, et justifient le nom d'*hydro-sarcocelle* que l'on a donné à cette maladie; nom qui, seul à mon avis, aurait pu convenir, au moins lors de la premiere consultation, à la maladie dont est question dans cette dissertation. On trouve, en effet, quelque ressemblance entre la tumeur que portait notre malade et celle qui fait l'objet de la cinquieme observation rapportée par Buron, avec celles dont ont parlé Terlier et Bourrienne (1).

§. I I.

La conduite qu'on a tenue dans le traitement a-t-elle été telle que la nature de la maladie semblait l'exiger?

Si d'après le conseil d'Heister et à l'exemple des Chirurgiens, ci-dessus cités, sans trop s'effrayer des douleurs qui n'avaient commencé que depuis peu de temps à se faire sentir dans le ventre et dans les lombes, ni du peu de gonflement qu'il y avait alors au cordon, on eût fait l'opération, on aurait certainement obtenu le même succès. On se

____

(1) Journal de Médecine, avril 1762 et novembre 1772.

décida au contraire pour une cure palliative,
et on parvint, en effet, à rendre l'état du
malade en quelque sorte supportable. Ce
bien-être, qu'il était important de conserver,
fut de peu de durée. Un coup de trois-quart
donné dans la tumeur renouvella les accidents, et les rendit d'autant plus graves,
que cette opération fut faite maladroitement
et contre les principes, puisque le Chirurgien
qui la fit, n'avait glissé l'instrument que le
long de l'écorce de la tumeur. Si au contraire, à l'exemple de ceux ci-dessus cités,
il avait plongé l'instrument jusqu'au centre
de la tumeur, il en aurait tiré, peut-être,
quelques onces d'un fluide quelconque, soit
de couleur rousseâtre, comme dans les observations de Bouron, soit de couleur de lie
de vin, et telle qu'on l'a trouvée après la
mort, comme dans l'observation de Bourrienne. C'aurait été alors le moment de
procéder à l'ouverture totale de la tumeur et
d'en exciter la fonte, ou déterminer sa destruction par les moyens convenables. Le peu
de ressource que ce Chirurgien avait, effrayé,
sans doute, par les accidents que l'opération,
qu'il venait de faire, avait excité, se contenta d'employer les remedes généraux pour

les combattre. Le calme se rétablit à la vérité, mais ne fut pas de longue durée.

L'accroissement de la tumeur, l'engorgement des parties internes, qui avaient pareillement augmenté depuis, ne laissaient
plus qu'une ressource illusoire dans l'opération qu'on aurait pu proposer : aussi l'avis
du plus grand nombre des consultés fut-il
qu'on ne pouvait la faire sans mettre le malade en danger.

L'examen des parties après la mort du
sujet justifia leur pronostic. Le gonflement
du cordon qui se propageait jusqu'à l'origine des vaisseaux spermatiques ; les végétations ou concrétions carniformes qui s'é-
taient formées le long de son trajet et dans
les parties environnantes ; le peu d'humeur
épaisse et blanchâtre qu'elles contenaient,
n'auraient pas tardé à dégénérer et à devenir
semblable à celle que renfermait le testicule ;
ce qui aurait donné naissance à une foule
d'accidents qui se seraient opposés au succès
de l'opération, et auraient accéléré la perte
du malade.

Cette observation, présentée simplement
par ARRACHART, n'annonce qu'un fait grave
qui n'est pas sans exemple. Elle ne peut con-

tribuer au progrès de l'art , puisqu'on n'y trouve ni la vraie dénomination qu'il convenait de donner à cette maladie, ni le détail d'un traitement fondé sur les principes de la saine Chirurgie, sur-tout dans les premiers temps de son existance. Cependant cette observation réunie à celles que plusieurs de nos confreres ont eu occasion de faire depuis peu d'années, et qu'ils ont communiqué à l'Académie , pourra augmenter le nombre de leurs preuves, ou servir, par le parallele qu'ils en feront, à engager les jeunes Chirurgiens à redoubler d'attention sur les maladies du testicule ; à examiner scrupuleusement la nature de leurs causes; à n'en point abandonner le soin à la nature; mais bien à profiter des premiers moments pour employer les moyens convenables, et sur-tout à ne pas se décider trop légèrement à porter le trois-quart dans ces sortes de tumeurs.

OBSERVATION

SUR

UNE CARIE DE L'OS DES ILES

ET DE L'OS SACRUM.

Lue à l'Académie de Chirurgie en 1766.

JEAN-BAPTISTE *Lecoq*, âgé de dix-huit ans, étant allé avec un de ses compatriotes à quelques lieues de chez lui pour chercher du grain, voulut, en revenant, monter sur le cheval qui le portait. Ce fut en vain que son camarade l'avertit que cet animal était ombrageux. Malgré cet avis, notre jeune homme tenta plusieurs fois de monter sur la bête, qui fuyait sitôt qu'elle le sentait approcher. Lassé de ses vains efforts, ce garçon chercha le moyen de s'élancer dessus sans qu'il pût s'en appercevoir. Une grosse pierre qui se trouva sur le bord du chemin, lui parut propre à l'exécution de son dessein. Il monte dessus et s'élance aussitôt sur le cheval. Son élan trop fort le fait tomber de l'autre côté. La hanche du côté droit heurta contre plusieurs autres petites pierres, ce qui causa à notre jeune étourdi une douleur très-vive, laquelle s'étant un peu appaisée, il continua son chemin, forcé de retourner chez lui à pied. Il ne parla pas de son accident, et les deux jours suivant il alla travailler dans les champs. Le troisieme jour il fut forcé de rester au lit. Il ne trouva aucun soulagement dans le repos. Quinze jours se passerent dans des douleurs continuelles. Ce ne fut qu'à cette époque qu'il consentit à être visité par le Chirurgien du lieu (les premier jour de juin 1760).

Ce Chirurgien trouva une tumeur sur la partie supérieure de l'os du bassin du côté droit à l'endroit où le malade avait ressenti une si vive douleur au moment de sa chute. La fluctuation du fluide qu'elle renfermait était si sensible qu'il en fit aussitôt l'ouverture. Il en sortit du sang mêlé de pus en abondance. Sans autre examen la plaie fut pancée simplement. Les chairs revinrent assez bien, la plaie parut se remplir et prête à se cicatriser. Elle ne vint cependant pas à guérison parfaite. Ce fut alors que le

Chirurgien sonda la fistule, et reconnut que la partie supérieure de l'os *ilion* était à nu. Persuadé que l'exfoliation des pièces fracturées se ferait naturellement, et que sous peu de temps la cicatrice serait complette, il n'employa aucun moyen particulier pour accélérer cette exfoliation. A la fin du mois d'août suivant, ce malade lassé d'être toujours au lit, commença à se lever et à marcher avec des béquilles.

Par le conseil de quelques-uns de ces gens qui s'efforcent de passer pour charitables, il se contenta de mettre sur la fistule un emplâtre qui lui étaient fourni par des Moines.

Au mois de janvier 1761, ce blessé fut apporté à Paris, et aussitôt placé à l'hôpital de la Charité. Après quelques préparations on appliqua sur la fistule un cautere potentiel, qui produisit une escharre considérable. A la faveur de l'ouverture, qui en fut la suite, on retira quelques pièces d'os qui étaient isolées. L'ulcère fut maintenu ouvert par un peloton de charpie très-dur, qu'on y introduisait, et de temps en temps on réprimait les chairs avec le caustique. Deux mois s'écoulèrent pendant lesquels on suivi toujours le même traitement sans examen ultérieur. Il fut renvoyé à ce terme, avec une fistule comme avant, en l'assurant qu'avant peu il serait guéri. La guérison annoncée n'eut pas lieu ; au contraire, il découlait de la fistule une sérosité épaisse et grisâtre ; le malade souffrant toujours, fut envoyé à l'Hôtel-Dieu le 31 mai suivant, et confié à mes soins. M. Moreau reconnut une carie fort étendue qui régnait le long de la crête de l'os des iles. Une incision faite aux parties supérieure et inférieure de la fistule, suivant la direction des fibres du muscle grand fessier, permit de retirer trois fragments d'os assez considérables, et de reconnaître que la partie supérieure de l'os des iles avait été fracturée lors de la chute en plusieurs morceaux qui n'avaient pu se réunir, vu le peu de soin qu'on avait pris de cette maladie dans les premiers moments.

Le malade fut pancé convenablement. Je portai même les médicamens ordonnés jusque sur la partie de l'os des iles, qui était à découvert dans sa face interne. Il souffrit beaucoup les premiers jours ; et en peu de temps, tout ce qu'on avait remarqué de l'os, qui était à nu, se couvrit de bonnes chairs.

Six

Six semaines environ après, ce malade se plaignit d'une douleur vive à quatre travers de doigts de distance de la plaie, près la base de la colonne épiniere. On y remarqua une petite tumeur. Les résolutifs ne firent qu'augmenter la douleur; les émolliens, les maturatifs soulagerent un peu le malade, et l'on procédat à l'ouverture de cette tumeur sitôt que la fluctuation fut sensible. Il en sortit beaucoup de pus, et on reconnu qu'il y avait carie dans la symphise sacro-illiaque, à sa partie supérieure, à l'endroit où se terminait la fracture de l'os des iles. Dans les recherches que je fis les jours subséquents, je retirai de la face interne et un peu antérieure de cet os deux esquilles moins considérables que les premieres. Quelques jours après je retirai aussi de la derniere plaie plusieurs petites esquilles et plusieurs lambeaux aponévrotiques.

Malgré la chute de toutes ces parties, les plaies ne diminuaient point de grandeur, et par succession de temps nous pûmes reconnaître, que de la fracture de l'os des iles, il était résulté un trou qui traversait cet os à deux travers de doigts au-dessous de sa crête, dans sa partie la plus mince et la plus transparente, et qu'une fente se propageait jusqu'à la symphise sacro-illiaque.

Le 26 juillet on découvrit une nouvelle dénudation de l'os des iles, à la face interne, près de son épine antérieure. La carie semblait aussi faire des progrès dans les surfaces articulaires de cet os avec le sacrum. L'application du cautere actuel fut décidée et faite le landemain, afin de dessécher les surfaces cariées et hâter la chute des esquilles. Cette opération fut réitérée de huit en huit jours jusqu'à trois fois. Ce moyen eut tout le succès désiré. Dans l'espace d'un mois les plaies se remplirent, et ce malade sortit guéri au commencement de novembre suivant, fort maigre, à la vérité, mais plutôt épuisé par le chagrin de se voir si long-temps dans cet hôpital que par l'effet seul de sa maladie.

J'ai eu occasion de revoir ce jeune homme dix-huit mois après, j'ai trouvé les cicatrices solidement faites Il était bien portant et dans un embonpoint raisonnable.

On ne peut se dissimuler que ce jeune homme n'ait été la victime du peu de connaissance du chirurgien de son village, et des soins mal dirigés qui lui ont été administrés dans les premiers temps par des personnes à qui l'art est, pour ainsi dire, étranger. Si l'un et les autres se fussent comportés en vrais Chirurgiens, ils auraient reconnu la maladie, et auraient épargné à ce malade les accidents consécutifs auxquels il a été en proie, et qui ont falli le précipiter dans le tombeau.

OBSERVATIONS
SUR
LA FRACTURE DU COL
DU FÉMUR.

Luet à l'Académie de Chirurgie en 1768.

L'ACADÉMIE de Chirurgie s'étant occupée de la fracture du col du fémur d'une maniere particuliere, a imprimé dans le quatrieme volume de ses mémoires le travail de M. SA-BATIER à ce sujet, il paraîtrait assez inutile de rapporter quelques autres faits qui n'ont d'autre mérite que celui de confirmer ce qui a été observé et rapporté. Cependant la la difficulté qu'il y a de reconnaître dans les premiers moments, cette maladie, est si grande que les praticiens peuvent encore s'y méprendre. L'Académie toujours attentive à recenillir tout ce qui peut concourir au pro-grès de l'art, a témoigné qu'elle recevait avec empressement les détails qui lui seraient communiqués sur cette maladie. C'est ce qui m'a enhardie à lui faire part des observations suivantes.

Premiere observation. Un particulier, âgé de 77 ans (1), fit en avril 1766 une chute sur le seuil du portail d'une église à sept heures du soir. Il revint chez lui à pied, avec beaucoup de peine et le secours de deux bras. Il avait à parcourir une distance de douze cents pas. Ce ne fut que le landemain matin qu'il me fit appeler.

Il ressentait une douleur très-vive au haut et tout le long de la cuisse droite, côté sur lequel il était tombé. Je ne trouvai ni gonflement ni changement de conformation à la partie. Couché qu'il était, je lui fis faire tous les mouvements que peut exécuter un membre sain, il s'en acquita assez bien, à la douleur près. Une saignée, le repos, la diette furent prescrits, ainsi que des fomentation résolutives sur la partie.

La douleur ayant beaucoup diminuée dans l'espace de quinze jours; ce malade, sans avoir égard à mes représentations, voulut absolument se lever et marcher à l'aide

______

(1) Bas-officier invalide.

de deux béquilles. Il se persuadait que la faible douleur qu'il ressentait encore, n'était que l'effet de quelques rhumatismes ou la suite de plusieurs maladies vénériennes qu'il avait eu en différents temps, et dont il convenait n'avoir pas été méthodiquement traité.

Il cessa dès ce moment l'usage de tout remede et ne s'appliqua qu'à marcher. Avant de l'abandonner, je l'examinai de nouveau; je ne remarquai point de racourcissement dans ce membre. Je ne sentis aucune crépitation dans l'articulation, aucun gonflement dans cette partie ni aux environs. Je me crus alors autorisé à croire que la cause de la faible douleur qui subsistait, ainsi que la faiblesse de la jambe, pouvait dépendre du tiraillement de l'aponévrose du *fascia-lata*, qui avait été déchirée, vingt-six ans avant, par un éclat de bombe qui avait fait une plaie considérable à la partie latérale externe de la jambe et qui avait été plus de deux ans à guérir (1). Ce malade adopta mon sentiment d'autant plus volontiers qu'il ressentait habituellement dans la cuisse et dans la jambe une pésanteur accompagnée de dou-

____

(1) Au siége de Prague en 1742.

S 4

leur sourde et néanmoins supportable, surtout dans les changements de temps.

Dix mois après j'eus occasion de voir cet homme. Il me dit alors que sa jambe devenait de jours en jours plus courte que l'autre; qu'elle lui faisait toujours de la douleur, et qu'il ne pourrait se passer de ses béquilles. Il boitait effectivement, et je remarquai que la pointe de son pied se tournait un peu plus en dehors que dans l'état naturel. Je soupçonnai alors qu'il y avait eu fracture incomplette du col du fémur lors de la chute. Je l'exhortai à patienter sans lui faire part de ma façon de penser. Il s'accoutuma en effet à cette incommodité, au point que vers la fin de l'été de 1767 il abandonna ses béquilles et ne se servit plus que d'une canne. Dans l'espace de deux ans sa jambe se racourcit insensiblement de plus de quatre travers de doigts.

La plaie qu'il avait eu à cette jambe s'étant r'ouverte et formant un ulcère très-étendu, compliqué de carie au perronnée, me donna occasion de voir souvent cet homme; je profitai de cette circonstance pour lui faire exécuter tous les mouvements possibles; il les fit assez bien malgré sa claudication, ce

qui me confirma dans la persuasion où j'é-
tais, qu'il y avait eu fracture au col du
fémur. Le hazard m'en procura la preuve
la plus convainquante. Un accident im-
prévu trancha le fil de ses jours le 5 avril
1768 (1).

Le landemain je cernai toute la partie
supérieure du fémur et le dégageai de toutes
les chairs qui l'entourraient. Je ne lui trouvai
point de tête. L'extrémité du col, qui était
fort court et presque pas saillant, était encroûté d'une s'ubstance cartilagineuse assez
inégale, et dans sa partie postérieure, répon-
dante à l'intervalle qui est entre les deux
trochanter, était une petite facette lisse et
polie de deux lignes et demie de longueur
sur quatre de largeur. C'était probablement
l'effet du frottement continuel de cette partie
sur la face externe de l'os des iles, à laquelle on remarquait aussi une petite facette
assez lisse et polie, dont les dimensious
étaient les mêmes.

---

(1) Il était allé se promener hors la ville ; et quoiqu'il fut accompagné de son domestique, il fut ren-
versé par une voiture, dont une des roues lui passa
sur le dos. Rapporté aussitôt chez lui, il mourut une
heure après.

La tête du fémur était attachée dans la cavité cotiloïde comme dans l'état naturel, jouissant de tous ses mouvements. Avant de la détacher, je remarquai à sa partie inférieure une cavité assez grande, remplie d'une humeur sinoviale, dont le fond était inégal et encroûté d'une substance cartilagineuse. Cavité dans laquelle l'extrémité du col de cet os jouait librement; de sorte que la tête du fémur était reçue à l'ordinaire et fixée dans la cavité cotiloïde, et recevait elle-même l'extrémité fracturée de son col, ce qui formait une double articulation.

Deuxieme observation. Au commencement de l'été de 1791, étant à Château-Landon, j'accompagnai M. JULLIEN, Chirurgien distingué dans ce canton, chez un particulier âgé de cinquante-six ans. Il était tombé la veille dans un ravin. La douleur qu'il ressentit à l'instant l'ayant mis hors d'état de revenir à pied chez lui, força ceux qui était avec lui de le ramener dans une brouette de maçon. Les secousses multipliées qu'il éprouva dans cette espece de voiture, par l'inégalité d'un terrain très-caillouteux, augmenterent encore sa douleur.

Nous examinâmes ce malade avec toute

l'attention possible ; nous lui fîmes faire tous les mouvements que peut exécuter ce membre. Il s'en accquitta assez bien, malgré la douleur qu'il disait ressentir dans toute la cuisse, et plus particulierement à sa partie supérieure. Il n'y avait qu'un très-léger gonflement en cette partie, qui n'empêchait cependant pas de reconnaître la position des parties osseuses, lesquelles nous parurent être dans leur état naturel. Le bout du pied n'était point tourné en dehors, ni en dedans plus qu'il ne devait l'être.

Je fis part à M. JULLIEN du soupçon que j'avais, que sûrement il existait une fracture incomplette du col du fémur. Je lui rapportai, à l'appui de mon sentiment, l'observation ci-dessus. Il ne se rendit à mon avis qu'avec peine ; mais pour n'avoir rien à se reprocher, il appliqua sur la cuisse de ce blessé des compresses trempées dans des décoctions résolutives soutenues d'un bandage de corps très-serré. Il recommanda le repos le plus parfait et exigeat qu'il resta constamment couché tout de son long, et fit deux saignées.

Ce malade garda le lit environ deux mois. Les douleurs étant cessées, il ne put résister à son impatience, il se leva ; mais ne put marcher qu'avec des béquilles. La jambe, qui à cette époque était aussi longue que l'autre, se racourcit insensiblement, au point que dans l'espace d'environ dix-huit mois, elle se trouva plus courte que l'autre de trois travers de doigts au moins, et le pied déjeté aussi peu à peu et de plus en plus en dehors.

Il est à remarquer que les symptômes qui eurent lieu chez le sujet de la première observation, eurent également lieu chez celui-ci, et se manifesterent aussi dans le même ordre; que malgré les soins et les précautions méthodiquement administrés, le raccourcissement du membre ne s'en est pas moins fait, sitôt que le malade a commencé à marcher; et que par conséquent l'extrémité du col du fémur ne s'est point *résondé* avec la tête, malgré le soin qu'on avait eu de tenir ces parties en contact et dans le plus grand repos.

De ces circonstances ne pourrait-on pas conclure que l'organisation de cette partie de l'os, est presque semblable a celle de la rotule, et ne peut se réunir solidement lorsqu'elle a été divisée ?

Ces deux observations peuvent aussi prouver combien il est difficile de prononcer affirmativement, dans les premiers moments surtout, s'il y a fracture, ou non, du col du fémur, quoique cette fracture soit complette, comme dans la premiere observation et comme tout le prouve aussi dans cette seconde. Le diagnostic de cette maladie sera toujours bien plus difficile à établir quand la fracture ne sera qu'incomplette. L'observation suivante en donne la preuve d'autant plus convaincante, qu'elle offre des particularités très-interressantes.

Troisieme observation. Une dame âgée de 67 ans, attaquée depuis long-temps de douleurs de goutte sciatique, dans to. e l'étendue de l'extrémité inférieure gauche, ne marchait qu'avec des béquilles. Un jour qu'elle reconduisait son frere, elle posa une de ses béquilles sur la robe de sa niece, qui, sans prendre garde à ce qu'avait fait sa tante, se retourna avec précipitation, et entraîna et la béquille et la tante. Dans cette chute la jambe malade se trouva fléchie sous la cuisse, le corps sur le côté gauche. Cet accident arriva en 1748.

La malade mise au lit, son Chirurgien

assura, après l'avoir examiné très-attentive-
ment, qu'il n'y avait point de fracture. Il
survint peu après un gonflement considérable, accompagné de vives douleurs à la
partie supérieure de la cuisse. Les émolliens furent employés, soit en fomentations,
soit en cataplasme pendant plusieurs semaines. Les douleurs cesserent peu, ainsi
que le gonflement. Trois mois se passerent
ainsi, pendant lesquels il est à remarquer
que deux ou trois fois la semaine on portait
sans grandes précautions cette malade de
son lit sur un autre. Ce temps passé, soit
que les douleurs fussent dissipées, soit que
la malade se fut accoutumée à les suppor-
ter, elle se fit lever tous les jours et mettre
dans un fauteuil sans grande précaution.
Ce fut à cette époque qu'on commença à
s'apercevoir du raccourcissement du membre et de l'augmentation du gonflement.
L'emploi des émolliens fut continué pendant
l'espace de quinze mois, après lesquels la
malade, ainsi que ceux qui la servaient,
parurent oublier l'existence du gonflement,
et ne firent plus aucune attention à son augmentation.

Mon Père ne connut cette dame que dix

ans après sa chute. Dans les différentes vi-
sités qu'il lui fit depuis, il examina sa cuisse,
et trouva une tumeur très-dure qui s'étendait
depuis la crête de l'os des iles jusqu'au milieu de la cuisse. Cette tumeur lui parut
embrasser tout le corps de l'os, et d'après
les mouvements qu'il fit faire à ce membre,
il ne fit pas difficulté de prononcer qu'il y
avait une exostose, suite d'une fracture
faite lors de la chute. Fracture qui n'aurait
point été reconnue ni réduite. Il assura aussi
qu'elle n'avait pu s'accroître ainsi, que par
le frottement et le déplacement continuel
que les pièces fracturées souffraient toutes les
fois qu'on remuait ou changeait la malade ;
joint encore à l'usage continuel des émolliens, qui n'avaient pas peu contribué à
ramollir les lames osseuses et les disposer à
s'étendre et à se prêter à l'épanchement des
sucs osseux. Il trouva en outre une grande
facilité à faire monter et descendre le membre et la tumeur en poussant ou abaissant le
fémur.

J'eus aussi l'avantage de voir souvent
cette dame, et je résolus dès-lors de ne la
pas perdre de vue, et de m'assurer du moment de son décès afin d'examiner particu-

lierement cette partie. La lecture du mémoire d'Houstet, inséré dans le 3e. volume
de ceux de l'Académie, m'ayant fait faire
nombre de réflexions sur cette maladie, ai-
guillona de plus en plus ma curiosité et
m'engagea encore plus à faire cet examen.
Je fus enfin satisfait ; car la nature com-
mençant à refuser à cette dame tout secours,
elle périt le 25 avril 1765 paralytique et
affectée depuis trois semaines de gangrene
seche.

Les parents ne voulant point consentir à
mes recherches, je fus obligé d'employer la
ruse pour me procurer la piece. N'ayant par
conséquent pas le temps ni la facilité d'examiner, comme je l'aurais désiré, les parties
molles, je me hâtai de détacher seulement
le fémur, dont je vins à bout, non sans
peine, car j'opérais dans la plus grande obscurité. En détachant cet os, je trouvai, non
sans surprise, sa tête fortement engagée et
retenue dans la cavité cotiloïde, qui était elle-
même couverte par le volume de la tumeur.
Je remarquai avec d'autant plus d'étonnement
cette circonstance, que je ne pouvais con-
cevoir comment mon pere et moi avions pu
plusieurs fois fait monter ou descendre la
tumeur,

tumeur , suivant que nous poussions la cuisse en enhaut, ou que nous la tirions en bas.

Rendu chez moi , j'examinai attentivement cet os, et y fis les remarques suivantes.

1°. Le col du fémur avait été fracturé près du corps de cet os , auquel il était resté attaché par plusieurs filamens osseux , autour desquels s'etait formé depuis une substance cartilagineuse qui l'affermissait du côté du grand *trochanter*, et par une membrane fort fine du côté du petit *trochanter* qui était détruit.

2°. La partie inférieure du col près le petit *trochanter* était aussi annéantie. Il y avait en place une échancrure fermée par une partie de la membrane dont il vient d'être parlé.

3°. Le grand *trochanter* était tout-à-fait défiguré ainsi que tout le reste de la partie supérieure du fémur. Ces parties représentaient une espèce de globe allongé ou ovoïde. Il avait quatorze pouces de circonférence dans sa partie la plus étroite et dix-huit pouces dans le sens opposé, ou d'une pointe à l'autre de la tumeur.

4°. Le grand *trochanter*, ou la pointe supérieure de la tumeur, était porté au-dessus de la tête du fémur d'environ trois pouces, ce qui faisait que la partie supérieure de la tumeur se trouvait au-dessus du niveau de la crête de l'os des iles.

5°. Le périoste qui recouvrait et enveloppait de toute part cette tumeur était très-dur et très-épais.

6°. Cette membrane enlevée, se trouvait quantité de trous, de figures plus irrégulières les unes que les autres, qui communiquaient tous dans l'intérieur de la tumeur, et formaient, par les prolongemens des filets osseux qui en partaient pour se prolonger dans l'intérieur, autant de cellules, qui étaient elles-mêmes remplies, les unes, de sang noir et épais, les autres de graisse assez fluide, et comme à demi-fondue; d'autres enfin étaient remplies par une matiere semblable à de la corne qui aurait été ramollie par une longue ébullition.

Après trois semaines de macération je sciai cet os suivant sa longueur, et parallellement à la direction des condiles. Je trouvai les matieres décrites ci-dessus, enfermées dans des cellules formées par la membrane interne ou périoste interne, qui semblait n'être qu'une continuation du périoste externe, ou de cette membrane dure et épaisse qui enveloppait la tumeur, et qui avait pénétré dans l'intérieur à travers les trous dont il a été fait mention, et par les écartements qui régnaient entre les filets osseux.

La tête de cet os n'offrait rien de particulier, étant restée dans son état naturel. Le reste du corps du fémur jusqu'aux condiles ne présentait rien de remarquable à l'extérieur; mais les condiles à leurs parties latérales, et toute la substance réticulaire de cet os, s'écrasaient très-facilement et sans le moindre effort, suite nécessaire du ravage qu'avait exercée le vice scorbutique dont cette dame avait été affectée.

Ces observations confirment le sentiment de M. Sabatier sur l'incertitude dans laquelle de semblables fractures, sans déplacement, jettent le Chirurgien le plus instruit. Qu'aurait-il à faire dans ces cas si incertains ? Soupçonner seulement la fracture, et enconséquence assujettir par un bandage méthodique un malade, qui, très-souvent, ne voudra pas se laisser *garotter* (si je puis me servir de cette expression) sur de simples soupçons. Il préférera toujours courir les risques d'être estropié, persuadé que ce qui lui est annoncé, n'aura pas lieu.

Le particulier, qui a fait le sujet de la premiere observation, était un homme entier, dur, et par conséquent peu docile. Son fémur pouvait avoir quelque ressemblance avec celui qui est décrit dans le Trésor anatomique de Rhuisch, *Planche III, Figure* 1.

Quoique j'aie insinué dans cette derniere observation que les émolliens avaient été cause de la dilatation des fibres osseuses du fémur, je ne prétends cependant pas la leur imputer tout à fait. La jambe de cette dame était affectée depuis long-temps, et je n'ai même pu savoir au juste qu'elle était la cause de cette vieille maladie. Il y avait déjà, probablement, des dispositions primitives, qui n'attendaient, pour ainsi dire, qu'une occasion pour se développer. Cette exostose peut, à mon avis, être mise au rang de celle que Houstet met dans la premiere classe de celle qu'il a décrites.

Je n'entrerai pas dans d'autres détails,

parce que je ne pourrais que répéter ce que nombre de Maîtres de l'Art ont déjà dit. Je désire seulement que ces observations puissent faire naitre des réflexions utiles pour le progrès de l'Art, et la conservation des malades.

OBSERVATION

SUR

L'OPÉRATION DE LA TAILLE

FAITE AVEC SUCCÈS SUR UN CHEVAL.

Lue à l'Académie de Chirurgie en 1778.
au Bureau de la Société d'Agriculture en 1783;
à l'Académie des Sciences en Juillet 1783.

Un fermier, propriétaire d'un jeune cheval, âgé de quatre ans et demi, qu'il avait élevé chez lui, le voyait avec peine dépérir à vue d'œil depuis quelques mois.

Ce cheval perdait d'un jour à l'autre, pour ainsi dire, la vivacité de ses yeux; son poil d'un beau noir, n'était plus si luisant; son embonpoint diminuait; il mangeait peu; et ses oreilles très-souvent pendantes, annonçaient assez qu'il souffrait. Aucun symptôme extérieure ne désignait le siége de la la maladie dont il paraissait attaqué.

T 4

Cet homme affligé de la perte prochaine de cet animal, redoubla de soins et d'attention pour la découvrir. Il épia tous ses mouvements. Il remarqua enfin que ce cheval se présentait souvent pour uriner; qu'il urinait peu à la fois et lentement. Il observa aussi que sitôt qu'il avait ainsi lâché un peu d'urine, il allongeait la verge, puis se couchait, et tout de suite se relevait sur ses pieds de devant, restait quelques moments dans cette attitude, et qu'enfin il se relevait tout-à-coup regardant tristement ses flancs. Il survenait une tumeur assez grosse au *raphé* toutes les fois que ce cheval se présentait pour uriner. Il essaya de porter la main dessus et de la repousser. Cette tentative parut soulager l'animal et faciliter la sortie des urines.

Cet homme persuadé qu'il avait enfin découvert le siège de la maladie, en conféra avec le maréchal du lieu, homme très-instr it dans son état (1). Celui-ci avoua qu'il n'avait aucune connaissance de cette maladie; cependant après plusieurs jours de ré-

______

(1) M. Roussel, domicilié à Miraumont, près Bapaume.

flexions et d'examens, il proposa de tenter u ne opération sur la tumeur pour en découvrir la nature. Sa proposition acceptée, le cheval mis dans le travail et assujetti à l'ordinaire; ce maréchal porta les doigts de sa main gauche dans l'anus, afin de fixer la tumeur et la faire prononcer d'avantage en devant, si cela se pouvait. Il fit pincer et soulever, par deux aides la peau du *raphé*. De la main droite il fit avec un rasoir une incision à la peau, ensuite avec un scapel il incisa la vessie; aussitôt se présenta à l'ouverture un corps qu'il avait assujetti avec ses doigts placés dans l'anus, comme il a été dit, il le saisit avec ceux de la main droite. L'urine qui s'écoula en abondance amena à cette ouverture un second corps dur qu'il retira comme le premier, ayant eu l'attention de le retenir avec les doigts, toujours placés dans l'anus, sitôt qu'il se fut présenté. Il ne porta aucun instrument dans la vessie; fit seulement une injection dans ce viscere, mit sur la plaie un plumaceau de filasse couvert de thérébentine, et fit reconduire ce cheval à l'écurie, éloignée du travail de cinq cents pas au moins.

Cette bête ne donna aucun signe de douleur pendant l'opération. Arivée au râtellier, elle se mit à manger. Les urines coulerent en partie par la plaie pendant près de deux jours. La plaie fut cicatrisée en peu de temps et un mois après avoir subi cette opération, ce cheval fut en état d'être employé aux travaux de la campagne.

Me trouvant alors dans ce pays j'examinai avec beaucoup d'attention la cicatrice nouvellement faite (1). Elle avait deux pouces neuf lignes de longueur. Elle commençait à deux lignes de distance du *raphé* du côté droit un pouce au-dessous de l'anus, et se prolongeait un peu obliquement de haut en bas, de sorte que son extrémité inférieure était éloignée du raphé d'environ neuf lignes.

L'une de ces deux pierres qui furent extraites par cette opération était grosse comme un petit œuf de poule, et en avait à peu-près la figure. L'autre représentait une espèce de demi-globe, convexe, supérieurement et légèrement concave inférieurement. Ces deux pierres paraissaient formées de plusieurs couches de matiere blanchâtre ap-

---

(1) Il y avait douze jours que cette opération avait été faire lorsque j'arrivai.

pliquées les unes sur les autres. Elles avaient une très-forte odeur d'urine. Elles pesaien-ensemble cinq onces deux gros.

M. LAFOSSE le fils, dans son *Hippiatique*, a parlé, mais très-succintement, de la pierret urinaire des chevaux, maladie qu'il a mis dans la classe de celles qu'il regarde comme incurables. Il a cependant dit quelques choses de l'opération qu'elle exigerait, sans entrer dans aucun détail satisfaisant à ce sujet.

Le fait dont je viens de parler, qui remonte à l'année 1772, prouve qu'on doit venir au secours d'un animal aussi précieux que le cheval lorqu'il est affligé de cette maladie, et que l'opération de la taille est du nombre de celles qu'on peut pratiquer avec succes sur lui.

L'examen des parties que j'ai fait depuis sur plusieurs chevaux tués en ma présence, m'a confirmé dans ma maniere de penser, et me fait espérer que cette matiere bien méditée aura son utilité, et qu'elle servira à réduire en méthode l'opération de la taille qu'on peut faire sur eux.

Ce qu'il y a de remarquable, c'est que par rapport à l'homme on a commencé

300

comme on a fait ici sur ce cheval, c'est-à-
dire, par tirer les pierres de la vessie après
les avoir assujetties avec les doigts introduits
dans l'anus.

F I N.

TABLE
DES ARTICLES.

Fin de la Table des Articles.

ERRATA.

Page.	Ligne.	Au lieu de.	Lisez.
15,	derniere,	voies,;	voies..
19,	2,	vuide étendue;	vuide très-tendue.
49,	4,	qu'avit;	qu'avait.
51,	9,	et la perte;	et de la perte.
67,	11,	matrice;	matiere.
68,	2,	li'nstrument;	l'instrument.
86,	3,	pa faite;	parfaite.
101,	7,	enlevait;	enleverait.
114,	20,	parla;	parle.
139,	1,	319;	139.
Ibid.	21,	servi ;	servi, .
141,	15,	trente-deuxieme;	trente - deux quarante-sixieme.
144,	20,	divistabilire;	di ristabilire.
148,	4,	(art);	(ait).
149,	16 de la note,	equidem ;	epidem.
156,	4 de la note,	application ;	explica ion.
158,	14 de la note,	Viardi;	Viard.
Ibid.	15 de la note,	interdia ;	interdiu.
159,	9,	construction;	constriction.
166,	5,	portés ;	portées.
179,	7 de la note,	Idert;	Id est.
206,	2,	pome;	par.
254,	derniere,	pais ;	pars.

www.ingramcontent.com/pod-product-compliance
Ingram Content Group UK Ltd.
Pitfield, Milton Keynes, MK11 3LW, UK
UKHW021011140726
13695UKWH00001B/198